# 《黄帝内经》刺皮疗法

李平华　孟祥俊　著

U0314660

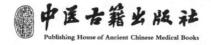

中医古籍出版社

Publishing House of Ancient Chinese Medical Books

**图书在版编目（CIP）数据**

《黄帝内经》刺皮疗法 / 李平华，孟祥俊著 . —北京：中医古籍出版社，2021.1

ISBN 978-7-5152-2058-1

Ⅰ . ①黄⋯　Ⅱ . ①李⋯②孟⋯　Ⅲ . ①《内经》- 针刺疗法　Ⅳ . ① R221 ② R245.3

中国版本图书馆 CIP 数据核字（2020）第 181099 号

《黄帝内经》刺皮疗法

李平华　孟祥俊　著

| | |
|---|---|
| 责任编辑 | 刘　婷 |
| 封面设计 | 韩博玥 |
| 出版发行 | 中医古籍出版社 |
| 社　　址 | 北京东直门内南小街 16 号（100700） |
| 电　　话 | 010-64089446（总编室）010-64002949（发行部） |
| 网　　址 | www.zhongyiguji.com.cn |
| 印　　刷 | 廊坊市鸿煊印刷有限公司 |
| 开　　本 | 710mm×1000mm　1/16 |
| 印　　张 | 12.75 |
| 字　　数 | 182 千字 |
| 版　　次 | 2021 年 1 月第 1 版　2021 年 1 月第 1 次印刷 |
| 书　　号 | ISBN 978-7-5152-2058-1 |
| 定　　价 | 52.00 元 |

# 作者简介

李平华，男，汉族，1963 年 9 月生，山东省巨野县人，主任医师，第九届山东省政协委员。从事针灸治疗、研究 30 余年，为小周天疗法、五体针刺疗法、腧穴筋膜扩张疗法的发明人之一，系统完善了缪刺疗法，运用针灸、内经九针、小针刀、浮针、头针、火针等治疗颈肩腰腿痛等疗效显著，编撰出版了《针灸腧穴

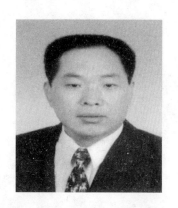

疗法》《归经中药学》《小周天微铍针疗法》《黄帝内经九针疗法》《内经针法—五体针刺疗法》《腧穴筋膜扩张疗法》《内经针法—刺络放血》《黄帝内经刺骨疗法》《黄帝内经针刺方法》《肩周炎》《腰椎间盘突出症的非手术疗法》《颈椎病》《增生性膝关节炎的非手术疗法》《保守疗法治疗股骨头缺血坏死症》《面瘫的非手术疗法》《强直性脊柱炎的中医特色疗法》等专著，

其中《肩周炎》5 次再版，1995 年第 1 版中对肩周炎的分期已作为全国肩周炎的诊断标准，《颈椎病》3 次再版，《腰椎间盘突出症的非手术疗法》《增生性膝关节炎的非手术疗法》2 次再版，在省级以上学术刊物发表论文 30 余篇。1992 年—1993 年作为中医专家赴俄罗斯坐诊。

# 作者简介

孟祥俊，男，1970年6月生，河北省威县人，副主任医师，出身中医世家，毕业于山东医科大学，曾在山东省医学科学院工作，现任北京灵枢九针医学研究院院长，中华针刀医师学会常务理事，中华疼痛康复学会常务理事，河北省针刀医学会副秘书长，著名内经九针专家，致力于针法的研究，尤其是九针，为小周天疗法、五体针刺疗法、腧穴筋膜扩张疗法的发明人之一，系统完善了缪刺疗法，擅长中医

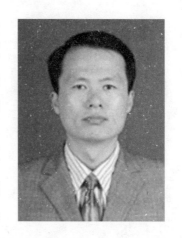

骨伤科、内科杂病，尤其精于软伤科脊柱相关疾病的诊断治疗，从事骨伤疼痛、内科杂病治疗、研究20余年，运用内经九针、意象针灸、小针刀、埋线、火针、皮下针等治疗疑难杂症。国家级医学刊物发表论文二十余篇，编著出版了《小周天微铍针疗法》《黄帝内经九针疗法》《内经针法--五体针刺疗法》《腧穴筋膜扩张疗法》《内经针法—刺络放血》《黄帝内经刺骨疗法》《黄帝内经针刺方法》《颈椎病》《保守疗法治疗股骨头缺血坏死症》《强直性脊柱炎的中医特色疗法》《现代骨关节病诊疗学》《灵枢九针治疗慢性疼痛的研究与临床》等书。

扫码与作者交流

# 前　言

《素问·阴阳应象大论篇》曰："善治者治皮毛。"可见古人非常重视针刺皮肤。因皮肤位居体表，与脏腑、经脉密切联系，与肉、筋、脉、骨相连、相通，针刺皮肤可以治疗脏腑、经脉病证，也可治疗五体病证等，而且刺皮疗法针刺部位较浅，损伤较小，非常安全，一般不容易产生医疗纠纷，故《黄帝内经》将刺皮作为第一刺法，为临床针刺首选，并且取得了"效之信，若风之吹云"的效果。

《黄帝内经》的刺皮疗法有如此好的效果，深深吸引我们学习、研究、运用。通过反复学习、研读《黄帝内经》原著，并结合各家研究成果，尽量挖掘、还原《黄帝内经》刺皮疗法的原貌。《黄帝内经》对皮与脏腑、经络、其他四体的关系、皮的功能、刺皮病证的病因病机、作用等有散在论述，我们进行了系统研究整理，并与中医理论有机结合。总结刺皮方法有毛刺、半刺，有专用针具镵针，有治疗病证、注意事项。血络位居皮中，刺络深度不超过皮肤，只在浅层皮肤血络外壁进行，也列为刺皮范围，其针具为锋针。将《黄帝内经》刺皮方法与临床相结合，运用于临床实践，虽然没有达到"效之信，若风之吹云"的效果，但也取得了较好的治疗效果，丰富了临床针刺方法。我们将获得的一些心得体会进行了总结、归纳、提升，认为《黄帝内经》刺皮方法至今仍具有很强的临床指导作用和推广运用价值，值得借鉴、学习。现在我们一并整理成书，形成了《〈黄帝内经〉刺皮疗法》，奉献给读者，以期抛砖引玉，引起同行的共鸣、关注，共同学习、挖掘、研究、运用、提高。

本书是我们的初步总结，由于我们水平有限，学习《黄帝内经》还很肤浅，理解、运用肯定有不完善、不准确甚至错误之处，敬请广大读者、专家批评指正。

作者

2019 年 8 月

# 目　　录

# 第一章 总 论

刺皮疗法是应用刺皮针具，针刺皮肤，作用于皮肤，调整皮肤等五体、经络、脏腑的功能，以治疗经脉、脏腑、五体等病证的一种针刺方法，《素问·针解篇第五十四》曰："九针之名，各不同形者……一针皮……"《黄帝内经》认为针刺治疗应首选皮肤，然后再针刺筋、肉、骨、脉四体及经脉腧穴等。《素问·阴阳应象大论篇第五》曰："故善治者治皮毛，其次治肌肤，其次治筋脉，其次治六府，其次治五藏。"

皮肤布满络脉，与经脉紧密相连，神经末梢丰富，针刺皮肤，针感较强，疗效较好，刺皮治疗部位较浅，几乎没有损伤，较为安全，深受医务人员、患者欢迎。刺皮疗法单独作为一种针刺方法治疗病证，多可取得较好疗效，也可结合针刺筋、肉、骨、脉等四体综合治疗。

## 第一节 皮

### 一、皮的概念、结构

皮即皮肤，是覆盖于机体表面，直接与外界环境相接触的组织，皮毛是皮肤和皮肤上的毫毛的合称。《灵枢·经脉第十》曰："皮肤坚而毛发长。"皮肤的纹理及皮肤与肌肉间的组织为皮腠。皮具有保护、感觉、分泌、排泄、呼吸等功能，由表皮和真皮紧密结合而成，借皮下组织与深层组织相连接。

### 1. 表皮

由复层扁平上皮构成，由浅入深依次为角质层和生发层两层。

1）角质层：角质层由多层角化上皮细胞构成，脱离后成为皮屑，无生命，不透水，具有防止组织液外流、抗外力摩擦损伤和防感染等保护功能。

2）生发层：生发层不断分裂，逐渐向外移行，补充脱落的角质层，内含有一种黑色素细胞，能产生黑色素，防止紫外线的损伤。皮肤的颜色与黑色素的水平有关。

### 2. 真皮

真皮由致密结缔组织构成，由浅入深依次为乳头层和网状层，两层之间无明显界限。真皮厚度多为 0.07 ~ 0.12mm；手掌和脚掌的真皮层较厚，约 1.4mm；眼睑等处较薄，约 0.05mm。

1）乳头层：乳头层与表皮的生发层相连，其中有丰富的毛细血管、淋巴管、神经末梢和触觉小体等感受器。

2）网状层：网状层与皮下组织相连，内有丰富的胶原纤维、弹力纤维和网状纤维，是半刺的挑断部位。

各层互相交织成网，使皮肤具有较大弹性和韧性，网状层内还有丰富的血管、淋巴管和神经末梢等。血管正常为浮络，循行障碍日久会形成结络（也称血络，本文"血络"专指病理性血络，后文同），即刺络放血的部位。

皮肤覆盖全身表面，是人体最大的器官之一，约占体重的 16%。成人皮肤面积为 1.2 ~ 2.0m$^2$。全身各处皮肤的厚度不同，背部、项部、手掌和足底等处较厚，腋窝和面部较薄。皮肤上有长短不等、粗细不同的毛发。四肢末端有指甲和趾甲。皮肤可分泌汗液和皮脂，分别由汗腺和皮脂腺分泌的，具有分泌、排泄功能，进行体液、体温的平衡调节。

由于皮肤分布丰富的神经末梢，感觉敏感、细腻，具有较好的感觉功能，针刺反应较为迅速快捷、强烈，具有较好的针刺效果。

## 二、皮与脏腑的关系

皮与脏腑有着密切的关系，脏腑功能正常，皮肤方可得到充分充养，则致密，功能正常。《灵枢·天年第五十四》曰："五藏坚固，血脉和调，肌肉解利，皮肤致密，营卫之行不失其常，呼吸微徐，气以度行，六府化谷，津液布扬，各如其常，故能长久。"皮肤与肺关系最为紧密，还与大肠、脾胃、心、肝、肾等有关。

### 1. 皮与肺

#### （1）肺主皮

五体与脏腑对应关系是肺对应皮，皮肤与肺五行都属金，关系最为密切，肺主皮、皮为肺的外应。《素问·宣明五气篇第二十三》曰："肺主皮。"《素问·痿论篇第四十四》曰："肺主身之皮毛。"其原因是：

一是肺主皮是通过肺充皮、肺养皮、肺生皮、肺合皮等实现的，《素问·六节藏象论篇第九》曰："肺者，气之本，魄之处也；其华在毛，其充在皮。"是肺充皮，即肺充养皮肤，通过肺气宣发，使气血津液输布全身皮肤。《素问·五常政大论篇第七十》曰："审平之纪……其藏肺……其色白，其养皮毛。"是肺养皮，以温养、充养皮肤。《素问·阴阳应象大论篇第五》曰："西方生燥，燥生金，金生辛，辛生肺，肺生皮毛……在体为皮毛，在藏为肺。"是肺生皮，以生养皮肤。《灵枢·五色第四十九》曰："肺合皮。"《素问·五藏生成篇第十》曰："肺之合皮也，其荣毛也。"是肺合皮，对应于皮。《素问·金匮真言论篇第四》曰："西方白色，入通于肺……是以知病之在皮毛也。"通过肺充皮、肺养皮、肺生皮、肺合皮等，达到了肺主皮肤、皮毛的作用。

二是肺主皮是通过肺朝百脉，输精于皮毛、滋养皮肤实现的。《素问·经脉别论篇第二十一》口："脉气流经，经气归于肺，肺朝百脉，输精于皮毛。"

三是肺主皮是通过卫外功能实现的，皮毛具有抵御外邪侵袭的屏障作用，必须依赖于肺气的宣发，肺卫的固密，使皮肤得以温养，则皮毛润泽，发挥护卫机体、抵御外邪、气体交换、协助呼吸、维持平衡等正常功能。《灵枢·本藏第四十七》曰："卫气和则分肉解利，皮肤调柔，腠理致密矣。"《素问·痹论篇第四十三》曰："卫者，水谷之悍气也，其气慓疾滑利，不能入于脉也，故循皮肤之中，分肉之间，熏于肓膜，散于胸腹。"《灵枢·邪客第七十一》曰："卫气者，出其悍气之慓疾，而先行于四末、分肉、皮肤之间，而不休者也。"

四是皮毛汗孔的开合与肺司呼吸相关。肺司呼吸，而皮毛上汗孔的开合有散气或闭气以调节体温、配合呼吸运动的作用。《素问·水热穴论篇第六十一》曰："所谓玄府者，汗空也。"汗孔又称气门、玄府、鬼门，汗孔不仅排泄由津液所化之汗液，也随着肺的宣发和肃降进行着体内外气体的交换。故唐容川认为皮毛有"宣肺气"的作用。如肺卫气虚，肌表不固，则常出现自汗出、呼吸微弱等；外邪束表，肺卫郁闭，则无汗。

**（2）肺虚则皮毛不固**

若肺气虚弱，其宣发卫气和输精于皮毛的功能减弱，皮毛失于温养则憔悴枯槁、卫表不固，抵御外邪、调节津液、体温、协助呼吸等能力低下，外邪易于侵袭，易致感冒、咳喘、痰多等。《素问·至真要大论篇第七十四》曰："诸气膹郁，皆属于肺。"《素问·气交变大论篇第六十九》曰："金不及……其藏肺，其病内舍膺胁肩背，外在皮毛。"

**（3）外邪侵袭、先及于皮、影响及肺**

皮肤位于机体表面，外邪侵袭，先及于皮肤，出现皮肤功能失调。《素问·皮部论第五十六》曰："是故百病之始生也，必先于皮毛。"《灵枢·九宫八风第七十七》曰："风从西方来，名曰刚风，其伤人也，内舍于肺，外在于皮肤，其气主为燥。"《素问·调经论篇第六十二》曰："寒湿之中人也，皮肤收，肌肉坚紧，荣血泣，卫气去，故曰虚。"《灵枢·百病始生第六十六》曰："是故虚邪之中人也，始于皮肤，皮肤缓则腠理开，开则邪从毛发入，入则抵深，深则毛发立，毛发立则淅然，故皮肤痛。"

外邪侵袭皮肤，皮或郁闭，或疏散，肺卫抗邪，影响肺的宣降功能，产生肺气失于宣降等的各种症状，如咳嗽、气喘、多汗、多痰等，这些症状，多在肺与皮。《素问·咳论篇第三十八》曰："皮毛者，肺之合也；皮毛先受邪气，邪气以从其合也。其寒饮食入胃，从肺脉上至于肺则肺寒，肺寒则外内合邪，因而客之，则为肺咳。"《灵枢·五邪第二十》曰："邪在肺，则病皮肤痛，寒热，上气喘，汗出，咳动肩背。"《素问·痹论篇第四十三》曰："五藏皆有合，病久而不去者，内舍于其合也……皮痹不已，复感于邪，内舍于肺。"

**（4）刺皮可治疗肺、肺系病变**

皮肤对应于肺，为肺之外应，针刺皮肤可调节肺，具有宣散皮肤郁滞、疏通皮气、宣散、宣通肺气以治疗肺病的作用。《灵枢·官针第七》曰："一曰半刺，半刺者，浅内而疾发针，无针伤肉，如拔毛状，以取皮气，此肺之应也。"刺皮不单治疗肺本身咳嗽、气喘等病证，而且包括肺所主的组织、器官等病证、大肠及其有关病证，我们称为肺系病证，如发热、咳嗽、气喘、痰饮、水肿、感冒、便秘、泄泻、咽喉部、鼻部、皮肤等病证，还包括与肺相关联其他脏腑病证等。《素问·藏气法时论篇第二十二》曰："肺病者，喘咳逆气，肩背痛，汗出，尻阴股膝髀腨胻足皆痛；虚则少气不能报息，耳聋嗌干。"《灵枢·五邪第二十》曰："邪在肺，则病皮肤痛，寒热，上气喘，汗出，咳动肩背。"

**2. 皮与大肠**

大肠与肺相表里，五行都属于金，其与五体的关系与肺相一致，六腑中大肠与五体之皮肤相对应。《灵枢·本藏第四十七》曰："肺合大肠，大肠者，皮其应。"就六腑而言，大肠与皮的关系最为密切，大肠功能可反应于皮，皮肤也可反应大肠的状况。《灵枢·本藏第四十七》曰："肺应皮，皮厚者大肠厚，皮薄者人肠薄，皮缓腹裹大者大肠缓而长，皮急者大肠急而短。皮滑者大肠直，皮肉不相离者大肠结。"

### 3. 皮与脾胃

脾为后天之本、气血生化之源，脾胃所化生的精微，通过肺的宣发输送到皮毛，以温养皮卫，保证皮肤行使正常的生理功能。脾气健运，则化源充足，皮肤润泽，功能正常。《素问·经脉别论篇第二十一》曰："食气入胃，浊气归心，淫精于脉；脉气流经，经气归于肺，肺朝百脉，输精于皮毛。"脾失健运，化源不足，皮肤失于濡养滋润而枯槁。

皮毛下为"腠理"，有些部位皮肉紧密相连，很难截然分开，腠理虽属皮毛范畴，它又属肉的范畴，介于皮毛和肉之间，而肉由脾胃所主，所以从这个角度，皮肤的功能也与脾胃关系密切，脾胃病变反应于皮腠，针刺皮也可治疗脾胃病证。

### 4. 皮与心

皮肤虽然由肺所主，但靠心脉运行气血来营养，心主脉，包括经脉、络脉，心脉正常，则气血运行正常、通畅；心脉瘀阻，气血阻滞，皮肤失养，变得紫暗、粗糙，甚至出现硬结等反应物等。瘀血的病理特征之一是肌肤甲错、面色黧黑，是在皮肤的具体体现。

心所主的络脉外行于皮肤之中，与皮肤相互融合。《灵枢·经脉第十》曰："诸络脉皆不能经大节之间，必行绝道而出入，复合于皮中，其会皆见于外。"生理功能相互配合，病理相互影响，络脉充盈瘀滞反应于外，成为病理性结络，皮部呈现不规则暗紫线状凹陷，刺络即针刺皮肤上的结络。

### 5. 皮与肝

肝藏血、调节血量，主疏泄、调节气机，皮肤营养的血液供应，赖于肝的功能正常，一是靠肝藏血、调节血量，二是靠肝主疏泄、调节气机、运行血液。肝功能正常，则血液供应正常，肝藏血柔润皮肤，皮肤得以柔润；如肝失疏泄，气机郁滞，瘀血内停，血液不达，则皮肤失养。有些肝病直接引起皮肤的异常改变，如蜘蛛痣、肝掌等。

### 6. 皮与肾

肾藏精，毛发的生长全赖于精、血，所以有肾"其华在发"之说，《素问·六节藏象论篇第九》曰："肾者，主蛰，封藏之本，精之处也；其华在发。"肾精充足，毛发得养，则润泽、光亮，肾精亏虚，毛发失养，则稀疏、脱落。而毛发长于皮肤，肾与皮共同滋养毛发。

皮肤也赖于肾精的充养，皮肤、毛发还由肾、膀胱之精共同滋养，肾、膀胱之精充足与否，直接决定皮肤、毛发的生长、发育情况。《灵枢·本藏第四十七》曰："肾应骨。密理厚皮者，三焦、膀胱厚；粗理薄皮者，三焦、膀胱薄。疏腠理者，三焦、膀胱缓；皮急而无毫毛者，三焦、膀胱急。毫毛美而粗者，三焦、膀胱直；稀毫毛者，三焦、膀胱结也。"

### 7.皮部可治疗其他脏腑病证

由于脏腑与皮肤有密切的关系，脏腑充养皮肤，脏腑精血充足、运行正常，则皮肤润泽、固密、有弹性；若脏腑精血不足，则皮肤枯槁，所以皮肤反映脏腑的功能，也反映脏腑病变的性质、程度等，是脏腑病变的外在"窗口"，针刺皮肤可治疗脏腑病证。

皮部分属于十二经脉，而经脉又分属于脏腑，故皮部与脏腑也有着对应关系，皮肤状况反映相应脏腑的功能状态，治疗皮肤，疏通皮部郁滞，可反射性地调节脏腑的功能，《黄帝内经太素》曰"善知声色形脉之候，妙识本标""疗皮毛，能愈藏府之病，亦疗藏府，能除皮毛之疾……病在皮毛，疗于皮毛，病在五藏，疗于五藏……皆愈"。所以临床针刺皮肤，尤其镵针毛刺、半刺等不但治疗肺病、皮肤病，还可以治疗其他脏腑疾病。

## 三、皮与经脉

经脉是机体内运行气血、沟通联络的通道，皮肤是体表的组织，皮肤护卫机体经脉，经脉运行气血供养皮肤、沟通皮肤与深部脏器的联系，二者关系紧密。《灵枢·本藏第四十七》曰："人始生，先成精，精成而脑髓生，骨为干，脉为营，筋为刚，肉为墙，皮肤坚而毛发长，谷入于胃，脉道以通，血气乃行。"

### 1. 皮与经脉

#### （1）皮与十二经脉

皮划分为十二皮部，与十二经脉都是经络系统的重要组成部分，皮肤为经脉的外在屏障，为经脉的功能发挥提供外在保障，而经脉为皮肤运输、提供营养物质，为皮肤的功能发挥提供内在保障，二者生理上相互联系、互为支持，病理上相互影响、相继发病。《素问·阴阳应象大论篇第五》曰："阴在内，阳之守也；阳在外，阴之使也。"经脉的异常，影响皮肤的功能，在皮肤上有阳性反应，甚至出现皮肤症状；皮肤异常，卫外不固，外邪侵袭，内传经脉，影响经脉功能，出现经脉郁滞不通等。

皮部又分属于十二经脉，经脉有病，可在相应皮肤出现异常反应，反之皮肤也可调整相应经脉病证。《素问·皮部论第五十六》曰："欲知皮部，以经脉为纪者。"

#### （2）皮肤与手太阴经、阳明经

皮肤不但与脏腑肺与大肠存在着对应关系，而且与肺与大肠的经脉手太阴肺经、手阳明大肠经也存在对应关系，手太阴经、手阳明经为其运输气血，提供营养，就经脉而言与手太阴经、阳明经关系最为紧密，手太阴经、手阳明经经气充足、运行通畅，皮肤得以温润，则润泽光亮，如手太阴经、手阳明经经气不足、运行无力或郁阻，皮肤失于濡润则枯萎。《灵枢·经脉第十》曰："手太阴气绝则皮毛焦。太阴者，行气温于皮毛者也。故气不荣，则皮毛焦；皮毛焦，则津液去皮节；津液去皮节者，则爪枯毛折。"皮肤针刺也以手太阴经、手阳明经效果最为明显。

通过针刺皮肤，调节人体卫气，疏通十二经经气，可治疗经脉病变，既可治疗经脉是动则病，也可治疗经脉是主心、肝、脾、肺、肾、脉、气、血、津、液、筋、骨所生病；既可治疗经脉虚证，也可治疗经脉实证、瘀证等。《素问·阴阳应象大论篇第五》云："善治者治皮毛。"

### 2. 皮与十二皮部

皮部是皮肤分布，十二皮部是十二经脉在皮肤相对应部位的划分，是十二经脉在体表一定部位上的反应区，也是十二经脉的功能活动反映于体表的部位，所以把全身皮肤分为十二个部分，也就是说十二皮部分属于十二经脉，处于、靠近该经脉的皮肤就为该经脉的皮部。皮部除接受手太阴、阳明经营养外，主要还接受循行该皮部经脉、络脉的营养和支配，生理相互为用，病理相互影响，而且临床上皮部生理、病理的论述多以对应的经脉为主。《素问·皮部论篇第五十六》曰："欲知皮部，以经脉为纪者，诸经皆然。"

皮部不但分属十二经脉，而且可反映十二经脉病证、病性、传变规律，针刺皮部可治疗相应经脉病证。《素问·皮部论篇第五十六》曰："阳明之阳，名曰害蜚，上下同法，视其部中有浮络者，皆阳明之络也。其色多青则痛，多黑则痹，黄赤则热，多白则寒，五色皆见，则寒热也。络盛则入客于经，阳主外，阴主内。少阳之阳，名曰枢持，上下同法，视其部中有浮络者，皆少阳之络也。络盛则入客于经，故在阳者主内，在阴者主出，以渗于内，诸经皆然。太阳之阳，名曰关枢，上下同法，视其部中有浮络者，皆太阳之络也。络盛则入客于经。少阴之阴，名曰枢儒，上下同法，视其部中有浮络者，皆少阴之络也。络盛则入客于经，其入经也，从阳部注于经，其出者，从阴内注于骨。心主之阴，名曰害肩，上下同法，视其部中有浮络者，皆心主之络也。络盛则入客于经。太阴之阴，名曰关蛰，上下同法，视其部中有浮络者，皆太阴之络也。络盛则入客于经。凡十二经络脉者，皮之部也。"此为十二经脉镵针半刺、毛刺和刺络放血治疗相关经脉病症的理论依据。

### 3. 皮与络脉

络有网络之意，络脉是经脉分出的分支，多横行分布，较经脉细小。《灵枢·脉度第十七》曰："经脉为里，支而横者为络。"络脉纵横交错，网络全身，无处不至。络脉循行体表者可以看到，《灵枢·经脉第十》曰："诸脉之浮而常见者，皆络脉也……脉之见者皆络脉也。"络脉有别络、孙络、浮络等。孙络是从别络所分出的细小络脉，《灵枢·脉度第十七》曰："络之别者为孙。"孙络属络脉分支，遍布全身，为脉内外的分界处，也是脉内外之气的交会处、交通处。浮络是分布于皮肤表面而浮现的络脉,《灵枢·经脉第十》曰:"诸脉之浮而常见者……复合于皮中,其会皆见于外。"浮络分布广泛,有沟通经脉、输达肌表的作用,与皮肤融合为一体。

皮与络脉都位居表浅,皮肤为外表、为载体、为络脉提供卫外,络脉位于皮中、供养皮肤以气血。就经络而言,络脉与皮肤关系最为密切,经脉也是通过络脉与皮联系,皮与络脉解剖上相互依存、融合,生理上相互联系、支持,病理上相互影响,络脉瘀滞往往在浮络、孙络表现出来,出现粗大怒张紫暗,也就是病理性血络。这些血络颜色多为青、青红、蓝、蓝紫、黑、红、淡红、鲜红、暗红等,《素问·皮部论篇第五十六》曰:"其色多青则痛,多黑则痹,黄赤则热,多白则寒,五色皆见,则寒热也。"形状主要有蚯蚓状、点状、结节状、短棒状、卧蚕状、豆状、蜘蛛状、人字状等。虽然看之充盈饱满、粗大、坚硬,刺之可射血,实际浮络、孙络将皮肤内收为病理性血络(结络),抚之多低于皮肤表面,呈线性凹陷。由于血络与皮肤融合为一体,刺血络深度不超过皮肤,只轻轻点刺外壁即可,故列为刺皮范围。

## 四、皮与四体

皮、肉、筋、脉、骨五体是由外到内的人为划分,虽然各有其功能,其实之间紧密相连,相互交织,功能相互联系、支持,病理相互影响,互为发病,相互间也有治疗作用,针刺皮肤可治疗肉、筋、脉、骨四体病证,充分体现了中医的整体观念。

### 1. 皮与肉

皮与肉借皮下组织相连,部分直接相连,皮毛下面叫"腠理",腠理虽属皮毛范畴,它又属肉的范畴,介于皮毛和肉之间,为皮肉联系的纽带。皮在外为肉的保护屏障,为肉提供好的环境,肉在内支撑、营养皮,肌肉活动产生热能为卫阳的来源之一,皮肉生理相互为用,病理相互影响,产生各种疾病。《灵枢·寿夭刚柔第六》曰:"皮与肉相果则寿,不相果则夭。"

《灵枢·五变第四十六》曰:"䐃肉不坚而无分理,理者,粗理,粗理而皮不致者,腠理疏。此言其浑然者。"《灵枢·五变第四十六》曰:"粗理而肉不坚者,善病痹。"《灵枢·五变第四十六》曰:"皮肤薄而不泽,肉不坚而淖泽,如此则肠胃恶,恶则邪气留止,积聚乃伤。"

**2. 皮与脉**

皮与脉的关系表现为皮与经脉、络脉关系,上面已进行了论述。

**3. 皮与筋**

筋位于里,皮位于最外,皮下筋膜也属于筋的范围,与皮肤紧密相连。

**(1)皮的屏障,保护于筋**

皮为人体的屏障,保护筋等人体的组织、器官,免受外邪的侵袭、外力的摩擦,皮与筋、肉共同构成人体体壁,维持人体外形,保护人体内脏。

**(2)筋的活动,牵拉于皮**

筋借皮下筋膜与皮直接相连,骨节处筋与皮相连,筋束骨利关节,主管骨节运动,筋的拘急痉挛牵拉皮,影响皮的功能。

**(3)筋的异常,反应于皮**

筋的病证,皮可有异常反应,出现形态、色泽的改变。某些特殊部位,肌肉、脂肪薄弱甚至没有,皮与筋直接紧密相连,如关节及其附近等皮下就是筋,筋病皮肤有明显阳性反应,这些阳性部位为治疗筋的重点部位,即刺皮治筋,通过刺皮治疗筋病。对筋的针刺,穿过皮即至筋,减少了对肌肉的损伤,为刺筋的较好部位,达到了刺筋不伤肉的目的。

**4. 皮与骨**

骨位于最里,皮位于最表,骨与皮相距较远,多没有直接相连,但肾主骨其华在发,太阳主表,骨与腠理、发都由肾等充养,腠理、皮肤、发可反映肾与骨的状况,《灵枢·本藏第四十七》曰:"黑色小理者肾小,粗理者肾大……肾合三焦膀胱,三焦膀胱者,腠理、毫毛其应……肾应骨,密理厚皮者三焦膀胱厚,粗理薄皮者三焦膀胱薄。疏腠理者三焦膀胱缓,皮急而无毫毛者三焦膀胱急。毫毛美而粗者三焦膀胱直,稀毫毛者三焦膀胱结也。"针刺皮肤对骨也具有不同的调节作用。

某些特殊部位，筋肉薄弱甚至没有，皮与骨直接紧密相连，针刺过皮即是骨，如头部、脊柱棘突、骶中嵴、髂后上下棘、髂前上下棘、尾骨、胸骨、曲骨、髌骨、肱骨内上髁等，各个骨节如骶髂、髋、膝、踝、跖、肩、肘、腕、胸锁、肩锁关节等，皮下就是骨膜、骨骼，针刺皮肤对骨的调节作用更为直接，可以治疗较深骨病。

# 第二节　皮的功能

皮位于体表，为人体的第一道屏障，抵御外邪侵袭、外力损伤，护卫机体，维护机体与自然环境的和谐相处，同时又是疾病的反应者、刺皮等治疗接受者，具有重要的功能和作用。

## 一、抵御外邪，护卫机体

皮肤是体表防御外邪的屏障，靠位于人体浅表的皮部和布散流行于皮部的卫气发挥其防御作用。卫气行于皮毛，帮助皮肤以保护机体，使皮肤发挥抵御外邪的屏障作用，皮的卫外功能正常，则外邪不能侵袭人体。《灵枢·本藏第四十七》曰："卫气者，所以温分肉，充皮肤，肥腠理，司关阖者也……卫气和则分肉解利，皮肤调柔，腠理致密矣。"《灵枢·邪客第七十一》曰："卫气者，出其悍气之慓疾，而先行于四末、分肉、皮肤之间，而不休者也。"《素问·生气通天论篇第三》曰："阳者，卫外而为固也。"《医旨绪余·宗气·营气·卫气》曰："卫气者，为言护卫周身，温分肉，肥腠理，不使外邪侵犯也。"

若卫气虚弱，卫外失调，皮肤疏缓，皮腠开，则外邪易于侵袭而致病。皮肤为外邪侵袭的第一步，也是驱邪的最佳阶段、时机，邪在皮肤阶段失治，则外邪内传入深。《灵枢·百病始生第六十六》曰："虚邪之中人也，始于皮肤，皮肤缓则腠理开，开则邪从毛发入，入则抵深。"现代医学认为皮肤覆盖机体，防止感染，皮肤一旦破损，则易于感染。

## 二、抵御外力，保护深层

抵御外力、保护内脏的作用主要由骨骼、筋、肉承担，缓解垂直压力等损伤，皮肤也有一定的保护作用，皮肤外层为角质层，较厚、较硬，可保护深层组织、抵御水平摩擦外力，使其免受摩擦等损伤。过度摩擦损伤者，皮肤可起水泡、老茧等具有保护作用的皮肤反应。同时皮肤借皮下筋膜可以多方向水平移动，也缓解了摩擦性损伤。

## 三、调节津液，维持平衡

汗为津液所化，又是津液代谢的产物，由卫气气化产生，汗主要根据周围环境温度的高低通过皮肤的汗孔排泄，以维持体内津液代谢的平衡。卫气功能的强弱，皮肤腠理的疏密，汗孔的开合，可影响机体的津液代谢。现代医学认为表皮角质层有防止组织液外流作用、汗孔可调节汗液的外排。皮肤卫外正常，则汗孔开合有度，汗液排泄正常，皮肤卫外失常，汗孔或排泄过多，出汗不止，汗出过多必损伤津液，轻则伤津，重则脱津、伤阴，《灵枢·决气第三十》曰"腠理发泄，汗出溱溱，是谓津……津脱者，腠理开，汗大泄"；或皮肤郁闭，汗孔闭塞，汗液不出，外邪、废物、汗液等不能外排。

## 四、调节体温，保持恒定

人体各种生命活动正常进行需要比较恒定的体温做保障，皮肤在体温调节方面起着重要作用。皮肤调节体温通过血管和汗腺蒸发二种方式，当外界气温较高时，皮肤毛细血管扩张，体表血流量增多，皮肤散热增加，同时人体大量出汗，汗液蒸发过程中可带走身体的部分热量，起到降低体温的作用；气温较低时，皮肤血流减少，散热减少，汗孔闭塞，汗液蒸发减少甚至停止，以保护机体的热量。机体调节体温、保持体温的恒定也是通过皮肤的卫气温分肉、充皮肤、司开阖实现的。《灵枢·本脏第四十七》曰："卫气者，所以温分肉，充皮肤，肥腠理，司开阖者也。"

## 五、物质交流，内外交换

天人相应，人与自然和谐相处是中医的特色，人与自然存在着物质、能量、信息等交换。肺合皮毛，皮毛上的汗孔有呼吸吐纳之功，故又称汗孔为"玄府"。人体的毛孔每时都在呼吸吐纳，进行着机体内外的气体交换，协助肺的呼吸；汗液的排泄是体液交换。

自然界物质、能量、信息等直接作用于人体，人体皮肤与自然界存在着大量有形、无形的物质、能量、信息等交换，如吸收自然界太阳光，补充人体阳气，吸收紫外线，形成维生素 D，释放热射线散热，人体电磁场与自然界电磁场协调、共存等，随着科学的发展，还会发现更多的物质、能量、信息交换方式，充分体现了天人相应的整体观，这些交换多是通过皮肤实现的。

## 六、内外交融，配合协调

皮肤与内部经络、脏腑等密切联系，成为一个有机整体，皮肤分属于经络、脏腑，由经络、脏腑支配，且有着较强的对应关系，经络、脏腑又为皮肤提供营养物质，靠脏腑供养，其联络的途径是经络，使人体成为最精密的有机体，内外交融，密切配合协调。《素问·生气通天论篇第三》曰："阴者，藏精而起亟也；阳者，卫外而为固也。"《素问·阴阳应象大论篇第五》曰："阴在内，阳之守也；阳在外，阴之使也。"这种有机交融，既包括皮肤与内脏、经络，也包括皮肤与其他四体等。

## 七、反应病候，协助诊断

皮部分属于十二经脉，而十二经脉又"内属于脏腑"，所以，皮部感邪，可通过经络内传脏腑，而脏腑、经络的病邪外传，也可外出、反应到相应的皮部，出现皮肤的改变，包括色泽改变，如皮肤粗糙、色素沉着、灰暗、充血发红、丘疹、小痣等，感觉改变，如冷、热、麻、木等，形状的变化，如凸起、凹陷、结节状、条索状反应物等，按压感觉改变，如压痛、酸胀、紧张、发硬、松软、舒适等，通过皮肤的改变，可以帮助诊断内脏、经络病变及其虚实寒热。《素问·举痛论篇第三十九》曰："五藏六府，固尽有部，视其五色，黄赤为热，白为寒，青黑为痛，此所谓视而可见者也。"《灵枢·外揣第四十五》曰："远者司外揣内，近者司内揣外。"《灵枢·本藏第四十七》曰："视其外应，以知其内脏，则知所病矣。"皮肤阳性改变部位针刺，对机体经脉、脏腑等有较好的调节治疗作用。

# 第三节 刺皮病证的病因病机

刺皮病证的病因病机不单一是皮肤病、肺病的病因病机，而是刺皮治疗所有病证的病因病机，与皮肤有直接、间接的联系。

## 一、病因

### 1. 外邪侵袭

皮肤位居体表，皮肤致密，外邪不易侵袭。《灵枢·论勇第五十》曰："黑色而皮厚肉坚，固不伤于四时之风。"正气虚弱，卫外不固，外邪侵袭，皮肤首当其冲，与邪气相搏。《灵枢·五变第四十六》曰："人之有常病也，亦因其骨节、皮肤、腠理之不坚固者，邪之所舍也，故常为病也。"《素问·风论篇第四十二》曰："风气藏于皮肤之间，内不得通，外不得泄。"《灵枢·刺节真邪第七十五》曰："虚邪之中人也，洒淅动形，起毫毛而发腠理。"

外邪侵袭皮肤，郁于皮肤，引起皮肤病证、相关病证等，而出现一系列临床症状。《灵枢·百病始生第六十六》曰："是故虚邪之中人也，始于皮肤，皮肤缓则腠理开，开则邪从毛发入，入则抵深，深则毛发立，毛发立则淅然，故皮肤痛。"《灵枢·刺节真邪第七十五》曰："搏于皮肤之间，其气外发，腠理开，毫毛摇，气往来行，则为痒；留而不去，则痹；卫气不行，则为不仁。"

由皮肤再向内传注经络、脏腑等其他部位，出现其他部位病证。《素问·咳论篇第三十八》曰："皮毛者，肺之合也；皮毛先受邪气，邪气以从其合也。"《素问·痹论篇第四十三》曰："五藏皆有合，病久而不去者，内舍于其合也……皮痹不已，复感于邪，内舍于肺。"《灵枢·五变第四十六》曰："皮肤薄而不泽，肉不坚而淖泽，如此则肠胃恶，恶则邪气留止，积聚乃伤，脾胃之间。"

外邪性质不同，致病特点不同，所致病证也不相同，除引起皮肤、肺病证，还会导致其他病证。

（1）风邪侵袭

风邪是侵袭肺卫的主要邪气，风邪侵袭，首先伤及皮肤和肺卫，引起肺卫及皮肤功能失常。《灵枢·九宫八风第七十七》曰："风从西方来，名曰刚风。其伤人也，内舍于肺，外在于皮肤。"《素问·四时刺逆从论篇第六十四》曰："秋气在皮肤……秋者，天气始收，腠理闭塞，皮肤引急。"

当然风邪侵袭是在体虚卫外不固、皮肤腠理空虚的情况下所致的。《灵枢·五变第四十六》曰："人之有常病也，亦因其骨节、皮肤、腠理之不坚固者，邪之所舍也，故常为病也……肉不坚，腠理疏，则善病风。"《灵枢·论勇第五十》曰："黄色薄皮弱肉者，不胜春之虚风；白色薄皮弱肉者，不胜夏之虚风；青色薄皮弱肉，不胜秋之虚风；赤色薄皮弱肉，不胜冬之虚风也。"

（2）寒邪侵袭

肺恶寒，寒邪也是皮肤、肺的主要致病原因。《素问·宣明五气篇第二十三》曰："肺恶寒。"寒邪侵袭，也易伤肺及皮肤，引起肺及皮肤功能失常。《素问·痹论篇第四十三》曰："痹……在于皮则寒。"《灵枢·邪气藏府病形第四》曰："形寒寒饮则伤肺。"

### （3）热邪侵袭

热邪侵袭，也易伤肺及皮肤，引起皮肤及肺的功能失常的表现。《素问·阴阳应象大论篇第五》曰："热伤皮毛，寒胜热。"《灵枢·五邪第二十》曰："邪在肺，则病皮肤痛，寒热，上气喘，汗出，咳动肩背。"

### （4）湿邪侵袭

久居湿地，湿邪也可侵袭皮肤，引起皮肤及肺的病证，更多引起脾的病证。《素问·阴阳应象大论篇第五》曰："地之湿气，感则害皮肉筋脉。"

### 2.饮食损伤

皮肤由脾胃运化的水谷精微充养，饮食正常，气血充足，则皮肤得养，功能正常。饮食失常，或食物寒热不适，皮肤、肺或因感邪而失常，或因气血不足而失养，可见饮食也是皮肤、肺等致病的原因。如《素问·咳论篇第三十八》曰："皮毛者，肺之合也；皮毛先受邪气，邪气以从其合也。其寒饮食入胃，从肺脉上至于肺则肺寒，肺寒则外内合邪，因而客之，则为肺咳。"《灵枢·邪气藏府病形第四》曰："形寒寒饮则伤肺。"

人体五体与饮食五味存在着对应关系，就皮肤来说，应少食辛味、苦味，食多则损伤皮肤。《素问·阴阳应象大论篇第五》曰："辛伤皮毛。"《素问·五运行大论第六十七》再次强调："辛伤皮毛。"《素问·五藏生成篇第十》曰："多食苦，则皮槁而毛拔。"

### 3.七情损伤

七情也能损伤皮肤，如魄伤肺、皮肤。《灵枢·本神第八》曰："肺喜乐无极则伤魄，魄伤则狂，狂者意不存人，皮革焦，毛悴色夭。"

五行之中，金克木，但七情内伤，气机失常，肝气郁滞，肺气虚弱，木反侮金，也会引起肺、皮肤等病证。

## 二、病机

刺皮病证的病理机制由外及内，向内传变，由内及外，表现于外，多种多样。

### 1. 外邪—皮肤—肺

外邪侵袭皮肤，引起皮肤、肺的功能异常，出现皮肤、肺卫失调的症状，如感冒、咳喘等，虽然较为单纯，但为最常见的致病机理。

### 2. 皮毛—孙络—络脉—经脉—脏腑

正常病邪的传变是从表入里、由外向内、由浅入深，首选侵袭皮毛，向里传至孙络，由孙络传于络脉，由络脉传于经脉，最后传于脏腑，这是疾病的普遍向内传变规律，也是涉及皮肤致病的主要病机，这些传变途径不是一模一样，而是多种多样，《黄帝内经》有详尽的论述，可逐渐依次传变，也可传变某一部位邪气停留而止，出现多种临床症状。《素问·调经论篇第六十二》曰："风雨之伤人也，先客于皮肤，传入于孙脉，孙脉满则传入于络脉，络脉满则输于大经脉。"《素问·皮部论篇第五十六》曰："邪客于皮，则腠理开，开则邪入客于络脉，络脉满则注于经脉，经脉满则入舍于藏府也。"《素问·缪刺论篇第六十三》曰："夫邪之客于形也，必先舍于皮毛；留而不去，入舍于孙脉；留而不去，入舍于络脉；留而不去，入舍于经脉；内连五藏，散于肠胃，阴阳俱感，五藏乃伤。"《素问·痹论篇第四十三》曰："五藏皆有合，病久而不去者，内舍于其合也……皮痹不已，复感于邪，内舍于肺……凡痹之客五藏者，肺痹者，烦满喘而呕。"

### 3. 皮毛—络脉（肌肉）—经—输—伏冲之脉—胃肠—膂筋—肠胃募原之间

邪气侵袭内传，在传变过程中邪气的性质不同，邪气留滞的部位不同，也会有转变途径不同，产生不同的临床症状，即使同一种邪气，患者体质不同，各有侧重，也会在传变过程中产生不同的临床症状，显示出临床致病的复杂多样性，如存在着皮毛、络脉（肌肉）、经、输、伏冲之脉、胃肠、膂筋、肠胃募原之间等转变途径，也存在中途而止的情况，产生多种临床症状。《灵枢·百病始生第六十六》曰："是故虚邪之中人也，始于皮肤，皮肤缓则腠理开，开则邪从毛发入，入则抵深，深则毛发立，毛发立则淅然，故皮肤痛；留而不去，则传舍于络脉，在络之时，痛于肌肉，其痛之时息，大经乃代；留而不去，传舍于经，在经之时，洒淅喜惊；留而不去，传舍于输，在输之时，六经不通四肢，则肢节痛，腰脊乃强；留而不去，传舍于伏冲之脉，在伏冲之时，体重身痛；留而不去，传舍于肠胃，在肠胃之时，贲响腹胀，多寒则肠鸣飧泄，食不化，多热则溏出糜；留而不去，传舍于肠胃之外、募原之间，留著于脉，稽留而不去，息而成积。或著孙脉，或著络脉，或著经脉，或著输脉，或著于伏冲之脉，或著于膂筋，或著于肠胃之募原，上连于缓筋，邪气淫泆，不可胜论。"

邪气留滞络脉，也会顺着络脉在络脉间上下、左右、内外流溢，呈现流动性，其络脉郁滞部位不同，会产生不同的临床症状。《灵枢·百病始生第六十六》曰："其著孙络之脉而成积者，其积往来上下，臂手孙络之居也，浮而缓，不能句积而止之，故往来移行肠胃之间，水湊渗注灌，濯濯有音，有寒则腹膜满雷引，故时切痛。其着于阳明之经，则挟脐而居，饱食则益大，饥则益小。"《素问·缪刺论篇》分别介绍着邪客于足少阴之络、邪客于手少阳之络、邪客于足厥阴之络、邪客于足太阳之络、邪客于手阳明之络、邪客于足阳跷之脉、邪客于足阳明之络、邪客于足少阳之络、邪客于足太阴之络、邪客于五脏之间、邪客于手足少阴太阴足阳明之络等的不同。

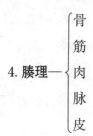

**4. 腠理**—骨、筋、肉、脉、皮

内传五体的传变途径，外邪由腠理内传，传至皮、肉、筋、脉、骨五体组织，多是由外向里逐步传变，皮肤—肌肉—筋脉—骨，也可能传至某一体、二体，引起相应的病理变化、临床症状。

有的不是由外向内依次传变，而是分别传至骨、筋、肉、脉、皮五体，产生相应的五体病变，可以单一传变，也可传至多个组织结构，此为传变的个别途径，针刺治疗可直刺皮肤与相应的筋、脉、肉、骨内外同治。《灵枢·刺节真邪第七十五》曰："虚邪之中人也，洒淅动形，起毫毛而发腠理。其入深，内搏于骨，则为骨痹，搏于筋，则为筋挛，搏于脉中，则为血闭，不通则为痈。搏于肉，与卫气相搏，阳胜者则为热，阴胜者则为寒。寒则真气去，去则虚，虚则寒，搏于皮肤之间，其气外发，腠理开，毫毛摇，气往来行，则为痒。留而不去，则痹。卫气不行，则为不仁。"

### 5.脏腑—经脉—络脉—孙络—皮毛

与外感致病相反，此为内生致病，由内向外、由里向表传变，脏腑首先患病，功能异常，内生病邪，邪气外传，首先传至经脉，通过经脉传至络脉，由络脉传至孙络，最后传于皮毛，表现为络脉瘀滞和皮毛色泽、形态改变，临床多见于脏腑病有内部症状，又有体表症状，或在体表出现反应点、色泽改变、结络、皮肤功能失常等，部分出现"久病入络"，此途径是由内向外的内外共病。《灵枢·卫气失常第五十九》曰："血气之输，输于诸络，气血留居，则盛而起。"也是刺皮治疗内脏病的原因所在。

### 6.机体病变，皮肤有阳性反应

人体通过经脉将外在皮肤、内在脏腑、筋、脉、肉、骨等连接为一个有机整体，这些部位生理上相互依存、相互为用、互为支持，病理上相互影响、相互涉及，牵一发而动全身，一个部位有病，则相关部位出现症状或阳性反应，无论内外病证，有一共同特点，在皮肤上留下痕迹，出现各种阳性反应，有的比较明显，有的不明显，需仔细寻找"蛛丝马迹"，这些阳性反应是疾病外在的"窗口"，也是接受针刺的部位，对该部分皮肤针刺可以治疗有关病证。

可见刺皮病因病机以皮、肺相关疾病为切入点，但刺皮不单治疗皮肤病、肺病，而是根据皮肤与脏腑、经络、五体的关系，治疗相关各科病证。

# 第四节 刺皮的作用

刺皮是首要针刺方法。《素问·针解篇第五十四》曰："九针之名，各不同形者……一针皮……"邪气在表，通过针刺皮肤驱邪外出，为针刺的最佳时机、方案、部位。《素问·阴阳应象大论篇第五》曰："故善治者治皮毛。"邪气在内，通过刺皮疏通皮气、皮部、络脉，对经脉、脏腑、五体等也有调节作用。

## 一、祛除皮邪，疏通皮气

祛除皮中邪气、疏通皮中气血是针刺皮肤所达到的最直接的作用。《素问·缪刺论篇第六十三》曰："夫邪之客于形也，必先舍于皮毛。"外邪侵袭，首选客于皮毛，引起气血不通，痹阻于皮，病位表浅。皮肤针刺，直刺病位，可以疏散皮中外邪、驱邪外出、调节皮肤气血、疏通皮气、消除皮痹，将病消除于皮肤初始阶段，还可以防止病邪进一步内传，用以治疗邪侵皮肤、郁滞皮肤所致病证。《灵枢·官针第七》曰："七曰毛刺，毛刺者，刺浮痹皮肤也。……半刺者，浅内而疾发针，无针伤肉，如拔毛状，以取皮气。"

## 二、调节皮部，疏通经气

经脉为皮部的内在基础、充养皮部，皮部为经脉在体表的分区、在外的表现，经脉与皮部其气相通，相互影响，经脉郁滞不通、经气不足可影响皮肤的功能，皮部闭塞不通，皮肤出现症状或阳性反应，影响其所主的经脉，引起经脉的运行异常，出现经脉病证，所以经脉的异常，皮肤多有色泽、形态等异常表现，通过针刺皮部，疏通皮气的同时，可以调节经脉、疏通经气、畅通经脉，治疗经脉郁滞不通或经气不足等病证。经脉病证单独刺皮，可有较好疗效，也可与经刺、输刺、远道刺等针刺经脉方法结合运用。

## 三、疏通经络，调节脏腑

疏通经络、调节脏腑是单纯刺皮、刺皮中血络共有的作用，单纯刺皮、刺皮中血络对脏腑都有较好调节治疗作用，可以治疗脏腑病证。

### 1. 针刺皮肤，调节脏腑

刺皮虽然针刺的是皮肤，皮肤划分十二皮部，分属相应的经络、脏腑，皮肤与内在脏腑有着密切、对应联系，脏腑病证可反应在皮肤，刺皮在疏通皮气的同时，具有疏通经络、调节脏腑的作用，对脏腑有调节作用，治疗脏腑病证，因为皮肤为"肺之应也"，对肺调节更为直接。《灵枢·官针第七》曰："一曰半刺，半刺者，浅内而疾发针，无针伤肉，如拔毛状，以取皮气，此肺之应也。"多刺肺经皮部、胸背部皮肤。

其他脏腑皮部刺皮，对相应的脏腑也具有调节作用，以针刺脏腑所属经脉、腧穴等皮肤为主，也可配合相关脏腑所属经脉、腧穴的皮肤。

### 2. 针刺血络，调节脏腑

点刺血络是刺皮的特殊形式，经络不通，脏腑功能失调，在内出现临床症状，在外出现络脉瘀阻的病理性血络，皮中血络放血，邪气得排，瘀血得除，则经络畅通，脏腑功能得到调节，也有调节脏腑的作用，用以治疗各种脏腑病证。《黄帝内经》这样治疗的病证很多。《灵枢·热病第二十三》曰："心疝暴痛，取足太阴、厥阴，尽刺去其血络……风痉身反折，先取足太阳之腘中及血络出血。"《灵枢·杂病第二十六》曰："中热而喘，取足少阴、腘中血络。"《灵枢·官针第七》曰："病在五藏固居者，取以锋针。"《灵枢·水胀第五十七》曰："黄帝曰：肤胀、鼓胀可刺邪？岐伯曰：先泻其胀之血络，后调其经，刺去其血络也。"《素问·缪刺论篇第六十三》曰："邪客于足少阴之络，令人卒心痛，暴胀，胸胁支满无积者，刺然骨之前出血，如食顷而已；不已，左取右，右取左，病新发者，取五日已。……邪客于五藏之间，其病也，脉引而痛，时来时止，视其病，缪刺之于手足爪甲上，视其脉，出其血，间日一刺，一刺不已，五刺已。"

## 四、疏通皮气，通调五痹

皮肤位居于表，筋、肉、脉、骨居于内，皮肤与筋、肉、脉、骨共为五体，紧密连接在一起，皮肤为屏障，保护筋、肉、脉、骨，筋、肉、脉、骨充养、支撑皮肤。外邪侵袭皮肤，由表及里，分别侵入筋、肉、脉、骨等，筋、肉、脉、骨内在病证反应于表皮，表现为浅表皮肤的异常，皮肤郁滞的疏通，利于筋、肉、脉、骨郁滞的疏通，有时甚至可以完全疏通筋、肉、脉、骨瘀滞，对于五体病证具有治疗作用也是刺皮治疗五体痹的原因。《素问·阴阳应象大论篇第五》曰："故善治者治皮毛，其次治肌肤，其次治筋脉。""善治者治皮毛"，一是指治疗病在皮肤的阶段；二是无论病位深浅，刺皮损伤小，为治疗最佳方案；三是皮部敏感，通过刺皮，疏通五体痹有较好疗效。

疏通皮气，通调五体痹可以刺皮经脉、腧穴，也可以刺络穴、血络。

## 五、祛除瘀血，活血化瘀

祛除瘀血、活血化瘀是针刺皮中血络、腧穴、络穴的作用。瘀血内停，血脉不通，血络郁聚，除出现临床症状外，还出现皮中血络郁滞怒张，通过刺破皮中血络放血，瘀血随之外出，血脉通畅，起到了祛除瘀血、消除瘀滞、活血化瘀的作用，临床症状随之减轻、消失，故针刺皮中血络是祛除瘀血、活血化瘀较快、较好的方法。《灵枢·根结第五》曰："久痹不去身者，视其血络，尽出其血。"《灵枢·血络论第三十九》曰："血脉盛者，坚横以赤，上下无常处，小者如针，大者如筋，则而泻之万全也。"《素问·调经论篇第六十二》曰："病在血，调之络。"瘀血血络，多是暗紫色，出血颜色较黑，针刺络穴放血也具有祛除瘀血、活血化瘀的作用。

瘀血内停，皮肤可出现粗糙、紫暗等阳性反应，点刺局部表浅皮肤或腧穴、络穴出血，也可疏散瘀血，消除瘀阻，治疗瘀血病证。针刺远距离具有活血化瘀作用腧穴、络穴，效果更好。

## 六、祛除热邪，清热泻火

祛除阳邪、热邪、火邪等是单纯刺皮、刺皮中血络共有的作用，热邪可由外侵袭，也可由内而生，郁于皮肤、经脉、脏腑等。

### 1. 针刺皮肤，疏散阳热

刺皮可疏通皮气，通过皮肤宣散外邪、疏散阳热之邪，使阳热等外邪从皮肤而出，用于治疗热郁皮肤、经脉、脏腑等病证，是疏散阳热的较好方式。《灵枢·九针十二原第一》曰："镵针者，头大末锐，去泻阳气。"《灵枢·九针论第七十八》曰："一者天也。天者阳也，五藏之应天者肺。肺者五藏六府之盖也。皮者肺之合也，人之阳也。故为之治针，必以大其头而锐其末，令无得深入而阳气出……一曰镵针者……主热在头身也。"

针刺多选清热泻火作用的腧穴、络穴皮肤或经脉、脏腑郁热对应的皮部，使泻热作用更有针对性。《灵枢·热病第二十三》曰："热病先肤痛，窒鼻充面，取之皮，以第一针，五十九刺，苛轸鼻，索皮于肺病……热病先身涩，倚而热，烦悗，干唇口嗌，取之皮，以第一针，五十九刺；肤胀口干，寒汗出，索脉于心。"

### 2. 针刺血络，清泻火热

局部邪热郁滞，血络充盈，形成血络，同时出现火热的临床症状，通过针刺皮中血络放血，火热之邪随之外出，火热得去，起到了祛除热邪、清热泻火的作用，用于治疗皮肤出现血络的热郁经脉、脏腑等病证。《灵枢·热病第二十三》曰："热病数惊，瘛疭而狂，取之脉，以第四针，急泻有余者。"《灵枢·杂病第二十六》曰："颅痛，刺手阳明与颅之盛脉出血。"《素问·缪刺论篇第六十三》曰："邪客于足少阴之络，令人嗌痛，不可内食，无故善怒，气上走贲上。刺足下中央之脉，各三痏，凡六刺，立已。左刺右，右刺左。嗌中肿，不能内唾，时不能出唾者，缪刺然骨之前，出血立已。左刺右，右刺左。"

热郁血络，多呈红色、黄色，多选择红色、黄色血络针刺，《素问·经络论篇第五十七》曰："热多则淖泽，淖泽则黄赤。"《灵枢·经脉第十》曰："凡诊络脉……赤则有热。"

## 第五节 刺皮部位

刺皮为针刺治疗方法的首选。《素问·针解篇第五十四》曰："九针之名，各不同形者……一针皮……"《素问·阴阳应象大论篇第五》曰："故善治者治皮毛。"针刺皮肤要选好部位，常用的有病变腧穴、血络、皮部、络穴、经脉、阳性反应点、创伤或手术瘢痕等。

### 一、腧穴

腧穴是人体脏腑经络气血输注出入的特殊部位。《灵枢·九针十二原第一》曰："所言节者，神气之所游行出入也，非皮肉筋骨也。"腧穴并不是孤立于体表的点，而是与深部组织器官有着密切联系、互相输通的特殊部位。输通是双向的，从外通向内，传注病邪、导致疾病；从内通向外，反应病痛，接受刺激、防治疾病，从这个意义上说，腧穴既是疾病的反应点，又是针灸治疗的刺激点，是刺皮的主要部位。

腧穴选择一是病变经脉腧穴，可以是一条经脉腧穴，也可以是二条、多条经脉腧穴，以五输穴、原穴、络穴、俞募穴、八会穴、交会穴等为主；二是同名经、表里经腧穴；三是有生克乘侮关系的经脉腧穴。腧穴是镵针半刺皮肤的部位，也是镵针、梅花针、皮内针、毫针等毛刺治疗部位，腧穴以有阳性反应为主，没有阳性反应一般不予选取。《灵枢·官针第七》曰："病在皮肤无常处者，取以镵针于病所。肤白勿取。"腧穴平刺，斜刺、直刺不在刺皮之列。

## 二、血络

血络又称结络、结上等，是指皮肤邪气、瘀血阻滞的浮络、孙络，为外邪入络、络脉瘀滞最主要、最常见的病理表现。《灵枢·阴阳二十五人第六十四》曰："其结络者，脉结血不和。"《灵枢·九针十二原第一》曰："血脉者，在腧横居，视之独澄，切之独坚。"《灵枢·卫气失常第五十九》曰："血气之输，输于诸络，气血留居，则盛而起。"病理状态下出现于体表的颜色、形态变化的血络，即络脉怒张粗大显现，多不高出皮肤，为络脉血聚瘀积之处，医生易于识别、掌握，也是针刺皮肤的常用部位。通过刺络放血，使邪气、瘀血迅速排出，症状随即消失。《灵枢·经脉第十》曰："诸刺络脉者，必刺其结上。"《素问·三部九候论篇第二十》曰："上实下虚，切而从之，索其结络脉，刺出其血，以见通之。"《灵枢·血络论第三十九》曰："血脉盛者，坚横以赤，上下无常处，小者如针，大者如筋，则而泻之万全也。"《灵枢·脉度第十七》曰："经脉为里，支而横者为络，络之别者为孙。盛而血者疾诛之，盛者泻之。"《素问·调经论篇第六十二》曰："视其血络，刺出其血，无令恶血得入于经，以成其疾。"

邪入络脉，络脉郁滞，不但有形状改变，还有瘀积程度、充盈程度的改变，如压力增加、刺之摄血。《黄帝内经》描述为"独坚""盛坚""盛者""坚横""坚""盛"等，充盈程度反映络脉郁滞程度，压力越大、越"坚""盛"，说明郁滞越重，病情越重。《灵枢·九针十二原第一》曰："血脉者，在腧横居，视之独澄，切之独坚。"《素问·疟论篇第三十五》曰："在孙络盛坚而血者，皆取之。"

选择病变部位血络、附近血络、经脉循行路线上血络、附近经脉循行路线上血络、相关经脉循行部位血络，锋针、毫针等轻轻点刺血络外壁，使之出血，或出血而止，或血色变而止，或血尽而止。不可刺入过深，刺伤血络内壁，引起血肿。《素问·刺禁论篇第五十二》曰："刺足下布络中脉，血不出为肿。"

## 三、皮部

十二皮部是十二经脉在体表一定部位上的分区，全身的皮肤是十二经脉的功能活动反映于体表的部位，也是十二经脉病变在皮肤上的反应区，所以把全身皮肤分为十二个部分，分属于十二经。通过辨证分经，选择相应经脉的皮部针刺，其实镵针毛刺经脉腧穴，也就是皮部，所以针刺经脉与皮部多有重合，只是角度不同而已。《素问·皮部论篇第五十六》曰："欲知皮部，以经脉为纪者，诸经皆然……皮者，脉之部也。……故皮者有分部，不与而生大病也。"

## 四、络穴

络穴即络脉穴位，张介宾注："孙络之云穴会，以络与穴为会也，穴深在内，络浅在外，内外为会，故曰穴会，非谓气穴之外别有三百六十五络穴也"。可以理解经穴与络脉内外相接处就是络穴，同一穴位（包括阿是穴），较深处为腧穴，较浅处为络穴，刺深为刺经穴，刺浅为刺络穴。《素问·气穴论篇》说络穴也有三百六十五穴会，也是这个道理。由于络穴多位居表浅，入皮即是，故列为刺皮范围。络穴也遍布于人体全身，与腧穴同名。《灵枢·小针解篇第三》曰："节之交，三百六十五会者，络脉之渗灌诸节者也。"《素问·气穴论篇》曰："孙络三百六十五穴会，亦以应一岁，以溢奇邪，以通荣卫，荣卫稽留，卫散荣溢，气竭血著，外为发热，内为少气。疾泻无怠，以通荣卫，见而泻之，无问所会……肉之大会为谷，肉之小会为溪。肉分之间，溪谷之会，以行荣卫，以会大气。"三百六十五络穴也可进一步分为手足三阴三阳经络穴。

根据症状辨证分络，选择相应络脉的络穴，可以一条络脉的络穴，也可以多条络脉的络穴。络穴平刺或浅表点刺，对于部位较深络穴，需要深刺，则不在刺皮之列。

## 五、经脉

经脉是运行气血、联系脏腑和体表及全身各部的通道，是人体功能的调控系统。《灵枢·本藏第四十七》曰："经脉者，所以行血气而营阴阳，濡筋骨，利关节者也。"经脉在人体都有特定的循行路线，通过辨证分经，选择相应经脉，其循行路线即是镵针毛刺皮肤的部位，其他刺皮法一般不选经脉。毛刺经脉一是病变经脉，可以是一条经脉，也可以是二条、多条经脉，可以选整条经脉，也可以选一段，二是同名、表里经脉，三是有生克乘侮关系的经脉，四是同脊髓节段病位的经脉。可以选择循行经脉正中线，也可以有所偏离；一条经脉可以选一条线，也可以正中、两侧选多条线，经脉的选择多以有色泽、形态等阳性反应为主。

## 六、阳性反应点

阳性反应点为针刺治疗部位，包括色泽改变，如皮肤粗糙、色素沉着、灰暗等，说明局部气血不足、营养较差，多为经气瘀阻不通，气血不达，或气血虚弱，不能充养所致，为针刺治疗部位。皮肤充血发红，说明经络、脏腑郁热；感觉改变，如疼痛、酸胀、麻木、冷、热等，是经气聚结、经气虚少、寒侵、热郁等部位；形状的变化，如凸起、凹陷、结节状、条索状反应物等，多为经气郁滞、郁结较重、时间较长，由功能到器质结构的改变，为病变较久、较为顽固部位，宜用较重的刺皮方法，而且要坚持治疗。《灵枢·刺节真邪第七十五》曰："用针者，必先察其经络之实虚，切而循之，按而弹之，视其应动者，乃后取而下之。"

按压异常处为针刺治疗的常见部位，可为压痛、酸胀、紧张、发硬、松软等，如阿是穴，多为经气郁滞、郁结之处，是治疗的有效部位，压痛也是特殊的阳性反应。《素问·缪刺论篇第六十三》曰："先以指按之痛，乃刺之。"《灵枢·背俞第五十一》曰："皆挟脊相去三寸所，则欲得而验之，按其处，应在中而痛解，乃其腧也。"

也可为按压舒服处，按压舒服说明通过按压经气郁滞得散，经气得通，也是治疗的有效部位。《灵枢·五邪第二十》曰："邪在肺，则病皮肤痛，寒热，上气喘，汗出，咳动肩背。取之膺中外腧，背三节之旁，以手疾按之，快然乃刺之。"

阳性反应点是镵针半刺、毛刺皮肤的部位，也可用毫针、梅花针、皮内针等针刺治疗。

## 七、创伤或手术瘢痕

创伤或者手术引起的皮肤瘢痕增生粘连往往会引起局部经络瘀堵，局部瘢痕粘连牵拉导致经脉结构的异常改变，最终引起经脉、脏腑的病变。用镵针、皮内针、微钺针等松解皮肤瘢痕组织阳性改变，消除淤堵、异常牵拉，疏通经脉，从而使经脉运行等恢复正常，可以治疗一些难治性疾病，常见病证也可见皮肤瘢痕即疏通，所以也要关注创伤或手术瘢痕的选取。

# 第六节　刺皮针具

刺皮九针针具以镵针为主，也可部分用锋针、毫针等浅刺。

## 一、镵针

### 1. 概述

《黄帝内经》时代镵针是治疗皮肤的专用针具，为治疗皮肤而设，故为《黄帝内经》九针第一针。《灵枢·九针论第七十八》曰："一者天也，天者阳也，五藏之应天者肺，肺者，五藏六府之盖也，皮者，肺之合也，人之阳也。故为之治针，必以大其头而锐其末，令无得深入而阳气出……一曰镵针者，取法于巾针，去末寸半，卒锐之，长一寸六分，主热在头身也。"布针即巾针。巾针为镵针的前身，古时缝纫之针，镵针能疏通皮部、祛泻阳气，治疗热病（图 1-1）。《灵枢·九针十二原第一》曰："一曰镵针，长一寸六分……镵针者，头大末锐，去泻阳气。"《灵枢·刺节真邪第七十五》曰："刺热者用镵针。"

镵针"头大末锐"，限制了针刺深度，只能刺皮。镵针尖较短，刺入较浅，治疗中皮即可，损伤较小，是临床上最常用的刺皮针具，尤其是病位较浅者。《素问·阴阳应象大论篇第五》云："故邪风之至，疾如风雨，故善治者治皮毛，其次治肌肤，其次治筋脉，其次治六府，其次治五藏。"对于病位较深者，通过镵针较浅的针刺和经络的调节，也有较好治疗作用，可取得较好疗效。马莳做了总结：第一针者所以应天也。天属阳，而五脏之应天者惟肺，肺为五脏之华盖，皮则为肺之合，乃人之阳也，故为之治针者，其头大，象天之阳也，其末锐，令无得深入，而使阳气出也。故下文一曰镵针者，取法于巾针，其头虽大，其近末约寸半许而渐锐之，计长一寸六分，主热在头身者用之，正以出阳气也。

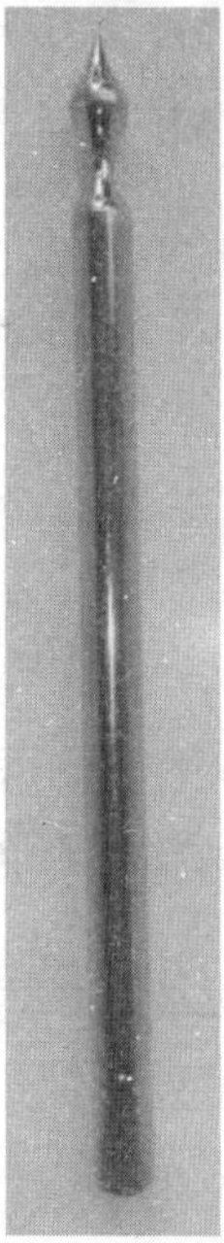

图1-1 镵针

### 2. 作用

#### （1）疏泄阳热，疏散外邪

镵针针刺可疏通皮气，通过皮肤宣散外邪、疏散阳热之邪，使阳热等外邪从皮肤而出，治疗阳热之证，以表热之证为主，也可治疗里热之证。《灵枢·九针十二原第一》曰："镵针者，头大末锐，去泻阳气。"《灵枢·九针论第七十八》曰："故为之治针，必以大其头而锐其末，令无得深入而阳气出……一曰镵针者……主热在头身也。"《灵枢·刺节真邪第七十五》曰："刺热者用镵针。"《灵枢·热病第二十三》曰："热病先肤痛，窒鼻，充面，取之皮，以第一针（镵针），五十九……热病先身涩，倚而热，烦悗，干唇口嗌，取之皮，以第一针，五十九。"

#### （2）调节经络，疏通经气

皮部分属于经络，镵针通过针刺皮肤可疏通皮肤郁滞、郁结，通过皮部调节人体卫气、经络，疏通十二经经气，具有调节经络、疏通经气的作用，可治疗经络郁滞病证。《灵枢·官针第七》曰："毛刺者，刺浮痹皮肤也。"

### （3）浅刺于皮，调节脏腑

皮应肺，镵针针刺皮肤可治疗肺病。《灵枢·官针第七》曰："凡刺有五，以应五藏。一曰半刺，半刺者，浅内而疾发针，无针伤肉，如拔毛状，以取皮气，此肺之应也。"《灵枢·热病第二十三》曰："热病先肤痛，窒鼻，充面，取之皮，以第一针，五十九；苛轸鼻，索皮于肺。"

同时皮肤与其他脏腑也有对应关系，皮部分属于五脏六腑及经脉，所以镵针刺激皮部可调节五脏六腑的功能，治疗脏腑病证，并通过五脏六腑及其经脉调节全身的病证。

### 3. 针刺方法

镵针在《灵枢》28种刺法中刺皮有半刺、毛刺二种刺法，现代也较常用。

### （1）毛刺

毛刺为九刺之一，强调的是针刺手法，将针浮于皮毛，《灵枢·官针第七》曰："凡刺有九，以应九变。……毛刺者，刺浮痹皮肤也。"《说文解字》云："毛，眉发之属及兽毛也。象形。凡毛之属皆从毛。"就是针对病变在皮肤的刺法。

镵针毛刺治疗皮肤浮痹能疏泄皮气、疏通郁滞，为常用的刺皮方法。镵针轻轻快速点刺皮肤，不出血、不留针，只留一白点，过后有点充血。

### （2）半刺

半刺为五刺之一，强调的是针刺深度是皮肤一半，《说文解字》云："半，物中分也。"半刺是浅刺，进行到一半即停止，不损伤肌肉，好像拔去毫毛一样，可以疏泄皮气，为常用的针刺方法。《灵枢·官针第七》曰："凡刺有五，以应五藏。一曰半刺，半刺者，浅内而疾发针，无针伤肉，如拔毛状，以取皮气，此肺之应也。"半刺为镵针的特有刺法，由于镵针头大末锐，再深不能刺入，只能浅刺，随即向前、向外挑出，所以这种刺法是浅刺于皮肤，刺得浅，出针快，好象拔去毫毛一样。因其刺入极浅，不是全刺，所以称半刺。主要作用是宣泄浅表皮肤的邪气，进而调节经络的功能，半刺不留针。

**4. 治疗部位**

根据临床症状、体征检查，四诊合参，确定所患病证，再根据病证，辨证分经，选择施术部位、穴位等。

**（1）热病选穴（五十九刺）**

五十九刺为《灵枢》镵针治疗热病常用穴。《灵枢·热病第二十三》曰："所谓五十九刺者，两手外内侧各三，凡十二痏；五指间各一，凡八痏，足亦如是；头入发一寸旁三分各三，凡六痏；更入发三寸边五，凡十痏；耳前后口下者各一，项中一，凡六痏；巅上一，囟会一，发际一，廉泉一，风池二，天柱二。"即为两手指端外侧各三穴，内侧亦各三穴，左右共十二穴，五指之间各有一穴，双手共为八穴，双足亦是如此，头部入发际一寸处两旁开各三穴，共六穴，入发际三寸处的两旁各五穴，双侧共十穴；耳前后各一穴，口下一穴，项中一穴，共为六穴；巅顶一穴，囟会一穴，前后发际各一穴，廉泉一穴，左右风池共二穴，左右天柱共二穴，共计九穴，上述各部位的穴位合起来一共是五十九穴。现在热病尤其全身发热，只有极少数慢性热病到针灸科治疗，故镵针治疗热病较少，取穴远达不到五十九穴，只是辨证分经，选取其中部分腧穴。

**（2）皮肤阳性反应点**

皮肤阳性反应点，也是皮肤异常改变处，如发红、变暗等变色处，高起、结节样、条索样等变形处，皮肤压痛、酸胀等感觉异常处，如果皮肤改变不明显，可用酒精棉球擦拭，可出现人参花样颜色改变等，如果再没改变，则说明皮肤正常，一般不取。《灵枢·官针第七》曰："病在皮肤无常处者，取以镵针于病所，肤白勿取。"阳性反应点为镵针常用部位。

**（3）穴位区域**

辨证分经，依经选穴，选择腧穴。

（4）病变脏腑、经络皮部处

脏腑病证，根据症状辨别脏腑、经脉，选择病变脏腑对应的经络皮部。经络病证，根据症状辨证分经，然后对相应经络皮部进行针刺。

（5）病变部位

病变局部皮肤直接镵针针刺。

5. 主治病证

（1）《灵枢》镵针主治病证

《灵枢》论述镵针治病有四处，分别治疗四种热病。

1）肺热：《灵枢·热病第二十三》曰："热病先肤痛，窒鼻充面，取之皮，以第一针，五十九刺，苛轸鼻，索皮于肺病。"

2）心热：《灵枢·热病第二十三》曰："热病先身涩，倚而热，烦悗，干唇口嗌，取之皮，以第一针，五十九刺；肤胀口干，寒汗出，索脉于心。"

3）热病：《灵枢·刺节真邪第七十五》曰："刺热者用镵针。"镵针治疗热性疾病。马莳曰：一曰镵针，主热在头身，故此曰刺热者用镵针。

4）头身热证：《灵枢·九针论第七十八》："一曰镵针者，取法于巾针，去末寸半，卒锐之，长一寸六分，主热在头身也"。

（2）《灵枢》刺皮主治病证

除镵针外，《灵枢》刺皮还有二处，分别治疗肺病及皮肤麻木、疼痛等。

1）肺病：半刺治疗肺病。《灵枢·官针第七》曰："凡刺有五，以应五藏。一曰半刺，半刺者，浅内而疾发针，无针伤肉，如拔毛状，以取皮气，此肺之应也。"

2）皮肤浮痹：毛刺治疗皮肤浮痹。《灵枢·官针第七》曰："凡刺有九，以应九变……毛刺者，刺浮痹皮肤也。"

（3）现代主治病证

现代随着治疗运用的深入，治疗范围逐渐扩大，镵针治疗涉及各科疾病，甚至有些疑难重证也有一定疗效。

1）热病：用于局部热证，经脉、脏腑等郁热病。

2）脏腑病：由于皮肤与脏腑有着密切的关系，镵针针刺皮肤可治疗脏腑病证，五脏六腑功能失调的病证皆可运用，同时皮肤与肺、大肠有特殊对应关系，故尤以肺、大肠病证为主。

3）经络病：由于十二皮部分属于十二经脉，故镵针针刺皮肤可治疗十二经脉病证，同时皮肤与手太阴经、手阳明经有特殊对应关系，故尤以手太阴经、手阳明经病证为主。

4）筋伤性疾病：镵针能疏散外邪、疏通经气，治疗颈椎病、肩周炎、网球肘、腰椎间盘突出症、腰椎管狭窄症、膝关节骨质增生症、膝关节滑囊炎等骨伤科病证。

5）神经损伤疾病：镵针能疏通经络，治疗中风及后遗症、面瘫、臂丛神经损伤、桡神经损伤、尺神经损伤、腓总神经损伤等神经损伤病证。

## 二、锋针

锋针为点刺血络、络穴、腧穴，调节经络专用针具（图1-2），为九针第四针。锋针刺络多不超过皮肤，故可列刺皮范围。

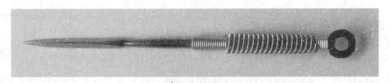

图 1-2　锋针

### 1. 概述

《灵枢·九针十二原第一》曰："四曰锋针，长一寸六分……锋针者，刃三隅以发痼疾。"《灵枢·九针论第七十八》曰："四者时也。时者四时八风之客于经络之中，为痼病者也。故为之治针，必筩其身而锋其末，令可以泻热出血，而痼病竭……四曰锋针，取法于絮针，筩其身，锋其末，长一寸六分，主痈热出血。"《灵枢·官针第七》曰："病在五藏固居者，取以锋针，泻于井荥分输，取以四时。"锋针"锋其末"，较为锋利，便于刺入，"刃三隅"，刺入后开口较大，不利闭合，利于出尽邪气、瘀血，点刺血络外壁、穴位即可，为《黄帝内经》最常用的治疗工具。现代刺络放血临床用的三棱针就是锋针，多用于血络，也可用于络穴、腧穴等，取穴部位较广，几乎全身皆可取穴放血，适用病证较多，可见其在针灸的重要地位。

**2. 作用**

**（1）舒筋活络，疏通经络**

邪气阻滞，经脉瘀阻不通而引起痛痹经久不愈者，锋针放血可使经脉邪气得以排出、顽固阻滞得去、经络畅通、痼疾而愈，故具有舒筋活络、疏通经络的作用。《灵枢·寿天刚柔第六》曰："久痹不去身者，视其血络，尽出其血。"《灵枢·调经论第六十二》曰："视其血络，刺出其血，无令恶血得入于经，以成其疾。"

**（2）祛除外邪，疏散表邪**

外邪侵袭经络，锋针放血，可使外邪随着血液外流排出，外邪随之而去，治疗四时八风之客于经络之邪气，如外感风热，通过放血，症状较快得到缓解。《灵枢·九针论第七十八》曰："四者时也，时者四时八风之客于经络之中。"《灵枢·寒热病第二十一》曰："皮寒热者，不可附席，毛发焦，鼻槁腊，不得汗。取三阳之络。"

**（3）清泻热邪，排出火毒**

热毒郁结，发为痈肿，锋针放血，热邪、火毒通过外出之血得以排出，具有清泻热邪、排出火毒的作用，甚至可以解毒消痈，治疗火热之证、火毒之证。《灵枢·九针论第七十八》曰："四曰锋针……主痈热出血。"《素问·长刺节论第五十五》曰："治痈肿者，刺痈上，视痈小大深浅刺。刺大者多血，小者深之，必端内针为故止。"

锋针也可清泻脏腑、经络郁热，治疗脏腑、经络郁热病证。《灵枢·热病第二十三》曰："热病面青，脑痛，手足躁，取之筋间，以第四针（锋针）。……热病挟脐急痛，胸胁满，取之涌泉与阴陵泉，取以第四针，针嗌里。"

**（4）祛除瘀血，活血化瘀**

锋针刺络放血随着血液的排出，则瘀血迅速得除，起到了活血化瘀的作用，临床症状多有缓解或消失，用于瘀血所致病证。《灵枢·九针十二原第一》曰："凡用针者……宛陈则除之。"《素问·针解篇第五十四》曰："菀陈则除之者，出恶血也。"《灵枢·水胀第五十七》曰："先泻其胀之血络，后调其经，刺去其血络也。"

**（5）祛除顽邪，调节脏腑**

锋针取十二经穴位刺血，可除五脏六腑之顽邪，使顽邪随血液外排，邪去则正安，脏腑功能得到调节，尤其是井穴、荥穴，为治疗顽固性、疑难性脏腑病证较好方法。《灵枢·官针第七》曰："病在五脏固居者，取以锋针，泻于井荥分输，取以四时。"《灵枢·顺气一日分为四时第四十四》曰："病在脏者取之井。"

### 3. 针刺方法

**（1）络刺**

络刺为《灵枢》九刺法的第四种刺法。《灵枢·官针第七》："络刺者，刺小络之血脉也。"《灵枢·小针解第三》："宛陈则除之者，去血脉也。"络刺就是刺破结络，使瘀血流出，以疏通络脉痹阻，是用锋针刺入络脉外壁，使之流出一定量的血液，血液色变或血止而止，从而达到治疗疾病目的的一种针刺方法。也可加拔火罐，以增加瘀血、邪气的排出，提高疗效。强调的是针刺部位为瘀滞络脉而出现的"结络""血络"，是临床最为常用的刺络放血法。《灵枢·经脉》曰："故诸刺络脉者，必刺其结上，甚血者虽无结，急取之，以泻其邪而出其血，留之发为痹也。"《灵枢·阴阳二十五人第六十四》曰："其结络者，脉结血不和，决之乃行。"适于瘀血、邪气等痹阻络脉者。

**（2）赞刺**

赞刺为《灵枢》十二刺法的第十二种刺法。《说文解字》云："赞，见也。从贝从兟。兟，音诜，进也。"就是锋针快速多针、浅刺，不留针达到出血泻热的目的，适于病位在肌表的痈肿、各种热证、皮肤病证等病变面积较大疾病的治疗。为了加强效果，也可加拔火罐，以使血液尽量外排，热毒、邪气随之外出，强调的是针刺密度、深浅度。《灵枢·官针第七》曰："赞刺者，直入直出，数发针而浅之出血，是谓治痈肿也。"

赞刺也可作为络脉瘀滞所致局部瘀血、血液循环较差的治疗，可同时拔火罐。

### （3）豹文刺

豹文刺为《灵枢》五刺法的第二种刺法，强调的是出血的形状及与心脏的关系，锋针于血脉前后左右针刺出血，直取瘀阻之络脉，放出瘀阻之血，由于出血点多，痕若豹纹，故名豹文刺。因心主血脉，故本法应心而用于治疗与心有关的血脉瘀阻等疾患，现代也用于局部瘀血、郁热等引起的所有病证，也可加拔火罐。豹文刺与赞刺都是浅刺、多次的方法，但豹文刺出血量比赞刺多。《灵枢·官针第七》曰："凡刺有五，以应五藏。……二曰豹文刺，豹文刺者，左右前后针之，中脉为故，以取经络之血者，此心之应也。"

### （4）缪刺

缪刺为奇邪入络的专用刺法，缪为交叉之意。《素问·缪刺论篇第六十三》曰："缪刺，以左取右，以右取左。"又"有痛而经不病者，缪刺之，因视其皮部有血络者尽取之"。指人体一侧络脉有病而针刺对侧血络、络穴的方法。查找病变对侧的血络、络穴等，确定治疗部位，局部常规消毒，锋针快速刺入，血络可有暗紫色血流出，也可加拔火罐，使其出血。络穴可手指挤压出血，血色变或血出尽为止，极个别见血即止。《素问·缪刺论篇第六十三》曰："有痛而经不病者，缪刺之，因视其皮部有血络者尽取之，此缪刺之数也。"《素问·三部九候论篇第二十》曰："其病者在奇邪，奇邪之脉，则缪刺之。"

### 4. 治疗部位

锋针针刺多为点刺，刺入较浅，刺破皮肤出血即可，一般 2 ～ 3mm，极个别经络瘀阻较深，也可较深刺入，但不属刺皮之列。

（1）血络（络结）

血络是络脉怒张粗大显现处，超出生理范围，为孙络、浮络血聚集瘀积之处，是锋针针刺的主要部位。通过刺络放血，使血液迅速排出，病邪随之外排，症状随即缓解、消失，多获得立竿见影的效果。《灵枢·经脉第十》曰："诸刺络脉者，必刺其结上。"《素问·刺腰痛篇第四十一》曰："足太阳脉令人腰痛，引项脊尻背如重状，刺其郄中太阳正经出血，春无见血……解脉令人腰痛，痛引肩，目𥆧𥆧然，时遗溲，刺解脉，在膝筋肉分间郄外廉之横脉出血，血变而止。解脉令人腰痛如引带，常如折腰状，善恐；刺解脉，在郄中结络如黍米，刺之血射以黑，见赤血而已……会阴之脉令人腰痛，痛上漯漯然汗出，汗干令人欲饮，饮已欲走，刺直阳之脉上三痏，在蹻上郄下五寸横居，视其盛者出血……腰痛侠脊而痛，至头几几然，目𥆧𥆧，欲僵仆，刺足太阳郄中出血……中热而喘，刺足少阴，刺郄中出血。"

（2）无结

有的络脉病变，虽然"无结"，无明显病理性血络，但机体有络脉郁滞的特征，也应该锋针刺络治疗。《灵枢·经脉第十》曰："甚血者虽无结，急取之，以泻其邪而出其血，留之发为痹也。"

1）络穴：络穴为锋针常用针刺部位，全身络穴均可，但以四肢末端为主，尤其是井穴，多有较好疗效。《素问·缪刺论篇第六十三》曰："夫邪客大络者，左注右，右注左，上下左右，与经相干，而布于四末……邪客于五脏之间，其病也，脉引而痛，时来时止，视其病，缪刺之于手足爪甲上，视其脉，出其血。"

2）痛点：压痛点多为病变部位或病变反应部位，也是锋针放血的常用部位，如《素问·缪刺论篇第六十三》曰："邪客于臂掌之间，不可得屈。刺其踝后，先以指按之痛，乃刺之。"

3）病痛局部：有些病痛部位，有异常改变，即为锋针针刺部位，有些虽然没有异常改变，局部也可作为锋针放血的部位。《灵枢·官针第七》

曰："赞刺者，直入直出，数发针而浅之出血，是谓治痈肿也……豹文刺者，左右前后针之，中脉为故，以取经络之血者。"《素问·疟篇第三十六》曰："先头痛及重者，先刺头上及两额、两眉间出血。"

4）相关神经处：背部支配病变部位的相关神经出口，可作为锋针针刺部位，选择运用。

5. **主治病证**

《灵枢》锋针治疗十一种病证，有热证六病、顽固性病证四证、实邪一证。

1）痼痹：《灵枢·官针第七》曰："病在经络痼痹者，取以锋针。"

2）痼疾：《灵枢·九针十二原第一》曰："四曰锋针，长一寸六分……锋针者，刃三隅，以发痼疾。"

3）五脏固居：《灵枢·官针第七》曰："病在五藏固居者，取以锋针，泻于井荥分输，取以四时。"

4）痼病：《灵枢·九针论第七十八》曰："四者时也。时者，四时八风之客于经络之中，为痼病者也。故为之治针，必筩其身而锋其末，令可以泻热出血，而痼病竭。"

5）大邪（实邪）：《灵枢·刺节真邪第七十五》曰："凡刺大邪日以小，泄夺其有余乃益虚，剽其通，针其邪，肌肉亲视之，毋有反其真，刺诸阳分肉间。……刺大者用锋针。"

6）痈热出血：《灵枢·九针论第七十八》曰："四曰锋针，取法于絮针，筩其身，锋其末，长一寸六分，主痈热出血。"

7）热病面青脑痛，手足躁：《灵枢·热病第二十三》曰："热病面青脑痛，手足躁，取之筋间，以第四针（锋针），于四逆。"

8）热病数惊，瘛瘲而狂：《灵枢·热病第二十三》曰："热病数惊，瘛瘲而狂，取之脉，以第四针，急泻有余者，癫疾毛发去，索血于心，不得，索之水，水者肾也。"

9）热病身重骨痛，耳聋而好瞑：《灵枢·热病第二十三》曰："热病身重骨痛，耳聋而好瞑，取之骨，以第四针，五十九刺，骨病，不食啮齿耳青，索骨于肾，不得，索之土，土者脾也。"

10）热病体重，肠中热：《灵枢·热病第二十三》曰："热病体重，肠中热，取之以第四针，于其俞及下诸趾间，索气于胃络，得气也。"

11）热病挟脐急痛，胸胁满：《灵枢·热病第二十三》曰："热病挟脐急痛，胸胁满，取之涌泉与阴陵泉，取以第四针，针嗌里。"

《黄帝内经》放血疗法可治疗 100 多种病证，是治疗病证最多的方法，多是锋针针刺，现代锋针适应证更广。

## 三、毫针

毫针为针刺腧穴、调节经气的专用针具，也针刺皮、筋、肉等，刺法较多，治病范围很广，为九针第七针。

### （一）概念

《灵枢·九针论第七十八》曰："七者星也。星者人之七窍，邪之所客于经，舍于络，而为痛痹者也，故为之治针，令尖如蚊虻喙，静以徐往，微以久留，正气因之，真邪俱往，出针而养者也。……七曰毫针，取法于毫毛，长一寸六分，主寒痛痹在络者也。"《灵枢·官针第七》曰："病痹气痛而不去者，取以毫针。"《灵枢·九针十二原第一》曰："毫针者，尖如蚊虻喙，静以徐往，微以久留而养，以取痛痹。"（图 1-3）毫针即我们现代临床的针灸针，也是九针中最常用者，由于毫针较细，刺激较轻，针刺几乎没有损伤，多种刺法皆可运用，补虚泻实皆可，所以形成了现在毫针独大的局面。

图 1-3　毫针

## （二）作用

### 1. 驱除外邪，祛风散寒

邪侵经络者毫针具有驱除外邪、祛风散寒等作用，治疗"邪之所客于经，舍于络"（《灵枢·九针论第七十八》），现代外感病证可以毫针治疗。

### 2. 舒筋活络，疏通经脉

毫针具有舒筋活络、疏通经脉、通痹止痛的作用，用于治疗痛痹，为现代针刺疗法的主要病种。《灵枢·九针十二原第一》曰："毫针者，尖如蚊虻喙，静以徐往，微以久留之而养，以取痛痹。"《灵枢·官针第七》曰："病痹气痛而不去者，取以毫针。"

### 3. 补助阳气，温经散寒

毫针具有温补阳气、温经散寒、扶助阳气的作用，用于寒证的治疗，长时间留针，"微以久留之而养"，温阳散寒作用更为明显。《灵枢·刺节真邪第七十五》曰："刺寒者用毫针也。"《灵枢·九针论第七十八》曰："七曰毫针，取法于毫毛，长一寸六分，主寒痛痹在络者也。"《素问·缪刺论第六十三》曰："邪客于足少阳之络，令人留于枢中痛，髀不可举，刺枢中以毫针，寒则久留针。"

### 4. 调节脏腑，补虚泻实

毫针具有调节脏腑、补益虚弱、滋养精气、充实正气的作用，用于脏腑虚弱病证。《素问·针解篇第五十四》曰："七针益精。"《灵枢·九针十二原第一》曰："毫针者……静以徐往，微以久留之而养。"

毫针还具有调节脏腑、祛除病邪的作用，用于脏腑实证。《灵枢·卫气第五十二》曰："气在头者，止之于脑；气在胸者，止之膺与背腧；气在腹者，止之背腧，与冲脉于脐左右之动脉者；气在胫者，止之于气街与承山，踝上以下。取此者用毫针，必先按而在久，应于手，乃刺而予之。"也可用于虚实夹杂病证。

## （三）治疗部位

毫针是九针最常用的针具，运用范围最广，机体各部位、各结构多可针刺，其中刺皮、点刺细小血络为本书毫针针刺部位。

### 1. 皮

毫针皮肤平刺，只在皮肤进行，不要超过皮肤，即九刺法毛刺，以宣散皮邪、疏通皮气，治疗邪郁皮肤病证。

### 2. 腧穴

针刺腧穴针具主体是毫针，全身各处腧穴皆可运用，为历代医家、社会各界所公认，毫针几乎成了针具的代名词。

### 3. 筋

毫针是治疗筋病的常用针具，尤其较小筋结，如《灵枢·官针第七》曰："病痹气痛而不去者，取以毫针。"

### 4. 压痛等阳性反应点

压痛等阳性反应点也是毫针常用针刺部位，如《素问·缪刺论篇第六十三》曰："邪客于臂掌之间，不可得屈，刺其踝后，先以指按之痛，乃刺之。"

### 5. 肌肉丰厚处

员针为肌肉病的专用针具，但员针较粗，只刺分间，不刺肌肉，以免损伤肌肉，肌肉又是必刺之处，一是治疗肌肉病需要直接针刺肌肉，二是许多腧穴位居肌肉丰厚处，如合谷、手三里、丰隆、环跳、梁丘、伏兔、膀胱经背俞等，也要针刺，毫针较细，几乎没有损伤，所以针刺肌肉的任务由毫针承担，尤其肌肉丰厚处，如《灵枢·卫气第五十二》曰："气在胫者，止之于气街与承山，踝上以下。取此者用毫针。"

### 6. 点刺细小血络

有的血络细小如线状，"小者如针"，锋针较粗，针具远大于细小血络，针刺损伤较大，此时则需毫针点刺细小血络外壁，可出小的暗红色血珠，多个细小血络，依次点刺，稍出血即可。

### （四）刺法

根据症状辨证分经，循经取穴，局部消毒后，毫针刺入，到达所需深度，留针，时间根据病证而定，留针为毫针的针刺特点。《灵枢·九针十二原第一》曰："毫针者，……静以徐往，微以久留之而养。"

### 1. 九刺法输刺

《灵枢·官针第七》曰："凡刺有九，以应九变，一曰输刺，输刺者，刺诸经荥输脏腧也。"强调的是针刺腧穴，就是通过针刺腧穴，以荥输、脏俞为主，对脏腑、经络病变的刺法，是辨证分经，循经取穴，为最常用的针刺方法，不但用以内科病，也用于各科病证。

### 2. 远道刺

《灵枢·官针第七》曰："远道刺者，病在上，取之下，刺府腧也。"针刺腧穴治疗脏腑、经络病变，病位在上，取之下，病位在下，取之上，强调的是远距离取穴，但要循经取穴，此即远道刺。远道刺亦为重要的选穴原则、针刺方法，多可取得较快、较好疗效，为临床所常用。

### 3. 经刺

《灵枢·官针第七》曰："经刺者，刺大经之结络经分也。"强调的是针刺大经结络的部位，就是经脉气血聚结、郁结而形成的经脉结聚处，如压痛、硬结、条索等阳性反应点。经刺针刺局部，有的放矢，可有针对性地进行治疗。

### 4. 毛刺

《灵枢·官针第七》曰："毛刺者，刺浮痹皮肤也。"毛刺是九刺法中专用针刺皮肤、治疗皮痹的刺法，毫针应平刺于皮肤，不可深刺超过皮肤，也可用镵针毛刺。

### 5. 巨刺

《灵枢·官针第七》曰："八曰巨刺，巨刺者，左取右，右取左。"强调的是针刺对侧，指机体一侧有病，而于对侧相同、相应部位选取穴位治疗的交叉针刺法，多选明显压痛点，疗效快捷、迅速，是治疗损伤疼痛的重要刺法。本法是刺经而不是刺络，不放血，与刺络的缪刺法不同。《素问·调经论篇第六十二》："痛在于左而右脉病者，巨刺之。"

毫针是《灵枢》中运用刺法最多的针具，以上列五种刺法，其他有些刺法，如分刺、焠刺、偶刺、报刺、齐刺、输刺（属十二刺法）、扬刺、浮刺、傍针刺、阴刺、三刺法等毫针也可运用，本书只适于浅刺皮肤刺法。

## （五）主治

### 1.《黄帝内经》治疗病证

《黄帝内经》毫针治病有七处，有四处治疗痹证疼痛，各有一处治疗寒证、气街病、婴儿病。

1）痛痹：《灵枢·九针十二原第一》曰："毫针者，尖如蚊虻喙，静以徐往，微以久留，正气因之，真邪俱往，出针而养，以取痛痹。"

2）痹气痛：《灵枢·官针第七》曰："病痹气痛而不去者，取以毫针。"

3）寒痛痹在络：《灵枢·九针论第七十八》曰："七曰毫针，取法于毫毛，长一寸六分，主寒痛痹在络者也。"

4）枢中痛，髀不可举：《素问·缪刺论篇第六十三》曰："邪客于足少阳之络，令人留于枢中痛，髀不可举，刺枢中以毫针，寒则久留针。"

5）寒证：《灵枢·刺节真邪第七十五》曰："刺寒者用毫针也。"

6）气街病：《灵枢·卫气第五十二》曰："请言气街：胸气有街，腹气有街，头气有街，胫气有街。故气在头者，止之于脑；气在胸者，止之膺与背腧；气在腹者，止之背腧，与冲脉于脐左右之动脉者；气在胫者，止之于气街与承山，踝上以下。取此者用毫针，必先按而在久，应于手，乃刺而予之。"

7）婴儿病：《灵枢·逆顺肥瘦第三十八》曰："刺婴儿奈何？岐伯曰：婴儿者，其肉脆，血少气弱。刺此者，以毫针，浅刺而疾发针，日再可也。"

### 2.现代主治病证

毫针应用最为广泛，临床最为常用，可以治疗各科疾病。

1）内科病证：心、肝、脾、肺、肾各种内科病证。

2）骨伤科病证：躯干、四肢的筋肉、关节各种病证。

3）神经病证：各种中枢、周围的神经病变麻木、无力等病证。

4）妇科病证：妇科月经病、炎症、痛症、内分泌紊乱症等。

5）五官科病证：鼻炎、咽痛、眼病、耳鸣耳聋等。

6）儿科病证：小儿腹泻、消化不良、咳嗽等。

## 四、现代刺皮针具

近年来随着祖国医学知识尤其针灸理论及技术的挖掘、提高，刺皮治疗范围不断扩大，适用病种不断增加，成为临床常用的针刺治疗方法。在传统镵针、锋针、毫针基础上，针刺皮肤的针具发展较快，种类较多，主要还有梅花针、皮内针、专用挑刺针等，并在半刺、毛刺等基础上发展各具特色的针刺方法，如叩刺、挑治、八卦挑治、埋针等，均取得了较好疗效。现作一简单介绍：

### （一）梅花针

梅花针又称七星针、皮肤针，是由多支短针组成一种密集浅刺皮肤的针具（图1-4）。梅花针疗法是用梅花针叩刺人体一定部位或穴位皮肤以防治疾病的一种针刺方法，依据于中医的十二皮部理论，属于《灵枢》毛刺、赞刺等。十二皮部与经络、脏腑联系密切，梅花针叩刺皮部可激发、调节脏腑、经络功能，具有疏风散邪、通经活络、调活气血、祛瘀生新、调节脏腑等作用，可治疗多种疾病。

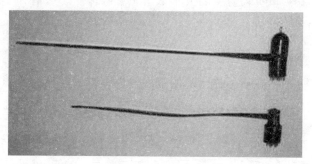

图1-4 梅花针

**1. 针刺部位**

1）病变部位皮肤：病变部位皮肤为治疗部位，根据病变部位的大小、范围，确定针刺部位的大小、范围。

2）穴位：根据临床症状、体征，四诊合参，确定病证，再根据病证，辨证分经，确定所选经脉、腧穴、络穴。穴位少时可一次性选取，多时可分组选取。

3）阳性反应点：许多病证都有阳性反应点，可一个，也可多个，阳性反应点即为针刺部位。

**2. 针刺方法**

选取适宜的体位，不同部位可选取不同体位，也可兼顾体位，常规消毒后，以右手握针柄，无名指、小指将针柄末端固定于小鱼际处，拇、中二指夹持针柄，食指置于针柄中段上面，梅花针直接叩刺皮肤，叩刺时速度一致，以腕部用力进行有节律叩刺，约 70 次 /min，手法可分为轻度、中度、重度三种，根据病证选择运用。

1）轻度：叩刺局部皮肤略有潮红，患者无疼痛感为度。

2）中度：叩刺局部皮肤潮红、无渗血，患者稍觉疼痛为度。

3）重度：叩刺至皮肤隐隐出血，患者有疼痛感为度。

1 日 1 次，7 次为 1 个疗程。还常与拔罐疗法结合应用，临床收效较好。穴位的多少和叩刺力度的大小常由患者的体质、病情和叩刺的部位而决定。

**3. 主治病证**

梅花针叩刺（毛刺）临床适用范围较广，常治疗疾病有湿疹、神经性皮炎、脱发、面瘫、过敏性疾患、带状疱疹、感冒、神经衰弱、咳嗽、哮喘、乳腺增生、慢性肠胃病、痛经、颈肩腰腿痛等。

**4. 注意事项**

恐针、凝血功能障碍、体质虚弱、饥饿、疲劳、心、肝、肾、肺功能衰退、孕妇、皮肤感染、皮肤溃疡以及瘢痕和肿瘤的部位等禁用。

## （二）皮内针

皮内针是细小较短的针，皮内针疗法又称埋针，是将针具刺入皮内，固定后留置一定时间，利用其持续刺激作用，以治疗疾病的一种针刺方法（图1-5），是《灵枢》毛刺的发展。本法通过机体的活动给穴位皮肤以持续刺激，减少反复针刺的麻烦，患者还可以自己按压埋针以加强刺激，提高疗效。由于皮内针较细、较短，针刺时疼痛较轻，多数没有疼痛感觉，按压也多没有疼痛感觉，皮内针针刺次数又少，对于年老、女性患者及畏针者较为适宜，一般用于病情较轻的治疗，对于病情较重者，可作为辅助疗法或巩固疗法。

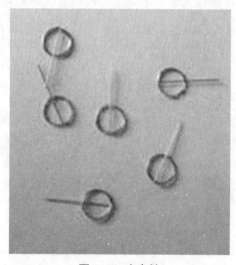

图 1-5　皮内针

### 1. 针刺部位

1）穴位：根据临床症状、体征，四诊合参，确定病证，再根据病证，辨证分经，确定所选穴位。穴位少时可一次性选取，多时可分组选取。

2）阳性反应点：许多病证都有阳性反应点，可有压痛，也可有穴区色泽改变，可一个，也可多个，阳性反应点即为皮内针针刺部位。

3）神经支配部位：根据神经支配范围，选择支配病变区域神经根出口处、同一脊神经节段部位等。

### 2. 针刺方法

局部常规消毒后，为了便于刺入、减轻疼痛，左手将周围皮肤按紧，右手用镊子夹持针柄，对准穴位，将皮内针横行刺入皮内，将针体直行部分全部刺入约 0.5cm，环形部分留在皮外，然后用镊子将粘有图钉型的针胶，对准穴位，垂直刺入环形部分，用手按压即可，多个穴位依次进行，每次 5～7 个穴位。由于针具较细，多没有痛感，或仅有微痛，如疼痛较重者，应取出重埋。治疗期间，埋针部位可正常活动，也可 1 日数次自行轻轻按压。

一般 3～5 天为宜。春、秋、冬天时间适当延长，夏天适当缩短。2 次埋针间隔时间，同一穴位起针后 1 周可再次埋针，不同穴位可以连续进行。若为疼痛疾病，埋针时间以疼痛缓解为度，不一定持续数日。

### 3. 主治病证

神经性头痛、偏头痛、颈椎病、肩周炎、胁痛、腰椎间盘突出症、骨质增生、膝关节炎、腕踝关节扭伤、鸡眼、神经衰弱、高血压、哮喘、咳嗽、胃痛、胁痛、腹泻、遗尿、尿频、月经不调、面肌痉挛、痹证等。

### 4. 注意事项

1）埋针处不宜着水，以免感染。夏季多汗时，要检查埋针处有无汗浸皮肤发红等。

2）埋针要选择易于固定和不妨碍肢体活动的穴位。

3）埋针后患者感觉刺痛或妨碍肢体活动时，应将针取出重埋或改用其他穴位。

4）局部溃疡、炎症等部位禁用。

5）出血性疾病禁用。

6）足部埋针宜穿宽松的布鞋。

# 第七节 刺皮方法

刺皮方法有毛刺、半刺、络刺、赞刺、挑刺、八卦挑刺等。

## 一、毛刺

### 1. 概述

毛即皮毛，毛刺为九刺法之一，是一种浅刺皮肤的方法，强调的是针刺浮浅、针刺组织结构是皮肤，因其邪居于皮毛浅表，故可浅刺治疗。《灵枢·官针第七》曰："七曰毛刺，毛刺者，刺浮痹皮肤也。"

### 2. 作用

#### （1）针刺皮部，疏通皮气

《素问·缪刺论篇第六十三》曰："夫邪之客于形也，必先舍于皮毛。"外邪侵袭，首选客于皮毛，引起气血不通，痹阻于皮，皮肤毛刺，可以疏散外邪、调节皮肤气血、疏通皮气、消除皮痹，还可以防止病邪进一步内传。

#### （2）调节皮部，疏通经气

十二皮部为十二经脉在体表的分区，皮部闭塞不通，影响其所属的十二经脉，引起十二经脉运行不通，通过针刺皮部，可以调节十二经脉，疏通经气，并对所属脏腑也有调节作用。皮、肉、筋、骨、脉五体虽然各有所主，但又相互联系，调节皮部，对肉、筋、骨、脉也有调节作用。

### 3. 部位

皮肤色泽、形态等阳性改变处，如发红、变暗、粗糙、丘疹、压痛、麻木等阳性反应之处。《灵枢·官针第七》曰："病在皮肤无常处者，取以镵针于病所，肤白勿取。"

### 4. 针具

毫针、镵针。

## 5. 针刺方法

1）镵针：镵针快速顺经脉点刺皮肤，1分钟要点约100下，只有一个白点，不出血，不留针，过后可有一些红点，重点部位点刺要密集，1日1次。

2）毫针：毫针快速平刺皮肤，刺入0.5～1寸，可多方向针刺，不留针，也可留针30min，1日1次。

## 6. 主治

1）皮痹：皮肤麻木不仁或疼痛等。《灵枢·官针第七》曰："七曰毛刺，毛刺者，刺浮痹皮肤也。"

2）经络病证：机体各部经络之疼痛、麻木等病证。

3）脏腑病证：脏腑功能失调病证等。

## 7. 体会

1）针刺较浅：毛刺浮于皮肤，不可过皮，针刺较浅，是针刺皮肤的主要刺法。

2）针刺要快：皮肤神经丰富，针感较强，多出现疼痛，针刺要快，以减轻疼痛。

3）现代运用：现代梅花针、皮内针等是毛刺针具、刺法的运用和发展。

4）治病范围发展较快、较广：毛刺虽然针刺较浅、浮于皮肤，但不止调节皮肤，对深部组织也有调节作用，如筋、肉、脉、骨等，甚至经脉、脏腑也有较好调节作用，几乎治疗所有病证，也是治疗深部病证的常用刺法。

5）安全：毛刺刺入较浅，不会伤及内脏、神经、血管等，损伤较小，相对安全。

# 二、半刺

## 1. 概述

半刺为五刺法之一，强调的是针刺深度。《说文解字》："半，物中分也。"半刺是浅刺，进行到一半即停止，针刺随即向前向外挑出，好像拔去毫毛一样向外牵拉，加强对皮肤的刺激，可以宣散皮邪、疏通皮气，因其刺入较浅，不是全刺，所以称半刺，针不及肌肉，不损伤肌肉，为针刺皮肤最常用的治疗方法之一。《灵枢·官针第七》曰："半刺者，浅内而疾发针，无针伤肉，如拔毛状，以取皮气，此肺之应也。"现在的挑刺多属此类。

### 2. 作用

#### （1）宣散皮邪，疏通皮气

半刺法浅刺皮肤，使皮肤外邪疏散外出，皮肤郁滞得散，郁阻得通，皮气疏通，起到了祛除皮邪、疏通皮气的作用。

#### （2）疏通经络，调节脏腑

半刺虽然针刺的是皮肤，皮肤划分十二皮部，分属相应的经络、脏腑，与内脏有着密切联系，故具有疏通经络、调节脏腑的作用，治疗脏腑、经络病证，因为"此肺之应也"，对肺调节更为直接。

#### （3）疏通皮气，通调五痹

皮肤与筋、肉、脉、骨共为五体，紧密连接在一起，浅表皮肤郁滞的疏通，利于内部筋、肉、脉、骨郁滞的疏通，有时可以完全疏通筋、肉、脉、骨瘀滞，对于五体痹证具有治疗作用。

### 3. 部位

1）病变部位皮肤、阳性改变皮肤。《灵枢·官针第七》曰："病在皮肤无常处者，取以镵针于病所。肤白勿取。"

2）相关经脉腧穴，以背俞穴为主。

### 4. 针具

镵针、专用挑刺针。

### 5. 针刺方法

半刺为镵针的特有刺法，由于镵针"头大末锐"，再深不能刺入，只能浅刺，半刺的操作是"浅内而疾发针，无针伤肉，如拔毛状，以取皮气"。

选择腧穴、阳性反应点等，严格消毒，浅刺于皮肤，中皮即止，不深刺皮下，刺入一半针尖即迅速向前向外用力挑出，出针快，不留针，如拔毛状，挑断部分白色纤维，可连续挑刺多下，将白色纤维全部挑断，辅料覆盖，多点依次进行，畏针者给予局麻药，每次3～5点，7日1次。

也可用专用挑刺针同样挑刺。

### 6. 主治

1）皮肤病：病在皮肤，皮气郁滞病证。

2）脏腑、经脉病：各种脏腑、经脉病证。

3）五体痹：各种痹证，以皮痹为主。

### 7. 体会

1）半刺治疗脏腑及经脉病：皮肤由肺所主，皮部、腧穴又分属于十二经脉及其所属脏腑，所以半刺皮肤不但治疗肺病，还治疗脏腑及其经脉病证。

2）半刺现为挑刺：皮肤经络分布密集，神经丰富，针刺较痛，为了减轻针刺疼痛，半刺快速进针、快速出针，为了达到刺至皮肤一半又不伤肉的深度，只能刺入后随即快速向前向外挑出，"浅内而疾发针，无针伤肉，如拔毛状"，相当于现代的挑刺，有人发明了专用挑刺针，挑刺畏针者可给予局麻药。

3）半刺可治疗五体痹：皮与筋、肉、脉直接相连，与骨间接相连，五体之间生理相互联系、病理相互影响，所以半刺不但治疗皮病，还治疗筋、肉、脉、骨等病，疗效肯定。

4）半刺安全：半刺针刺较浅，不会损伤神经、血管、内脏，损伤较小，相对安全。

5）半刺注意：半刺要求"无针伤肉"，深度不超过皮肤，不要刺伤深部肌肉，是强调针刺注意事项的刺法。

6）半刺适于慢性病证：半刺刺激较强，7日1次，适于脏腑、经脉等慢性病证，或急性病证疗效的巩固。

7）半刺部位：半刺的常用部位是背俞穴及背部的阳性反应点。

### 三、络刺

#### 1. 概述

络为血络，络刺是浅刺体表细小病理血络，使之出血而防治疾病的针刺方法，强调的是以针刺特殊部位血络为特征，为九刺法第四种。《灵枢·官针第七》曰："四曰络刺，络刺者，刺小络之血脉也。"《素问·调经论篇第六十二》曰："病在血，调之络。"

血络位于皮肤之中，与皮肤融合，不深于皮下，络刺是刺血络外壁浅层皮肤，故列为刺皮范围。《灵枢·经脉第十》曰："诸络脉皆不能经大节之间，必行绝道而出入，复合于皮中，其会皆见于外。"《灵枢·寒热病第二十一》曰："络脉治皮肤。"

#### 2. 作用

##### （1）祛除外邪，清热泻火

外邪侵袭，郁于皮肤，聚集、充于皮肤，形成血络，络刺放血，外邪随之外出，起到了祛除外邪、疏通皮气的作用。

局部邪热，血络充盈，通过刺破血络放血，热邪随之外出，火热得去，起到了祛除热邪、清热泻火的作用，可清泻经脉之热、脏腑之热，也可清泻局部之热、全身之热。《灵枢·杂病第二十六》曰："颅痛，刺手阳明与颅之盛脉出血。"

##### （2）调节脏腑，疏通经络

经络不通，脏腑功能失调，出现临床症状，外在表现为络脉充盈，刺络放血，邪气得除，则经络畅通，脏腑功能得到调节，有调节脏腑、疏通经络的作用，用以治疗脏腑、经络病证。《灵枢·热病第二十三》曰："心疝暴痛，取足太阴、厥阴，尽刺去其血络……风痉身反折，先取足太阳之腘中及血络出血。"《灵枢·杂病第二十六》曰："中热而喘，取足少阴腘中血络。"

##### （3）祛除瘀血，活血化瘀

瘀血内停，血脉不通，血络郁聚，通过刺破血络放血，瘀血随之外出，血脉通畅，起到了祛除瘀血、消除瘀滞、活血化瘀的作用。《灵枢·血络论第三十九》曰："血脉盛者，坚横以赤，上下无常处，小者如针，大者如筋，则而泻之万全也。"

### 3. 部位

血络，尤其四肢肘膝关节附近及以下病理性血络，要熟知正常血脉，注意与正常静脉相鉴别，既要尽刺血络，除邪务尽，又不伤正常血脉。《灵枢·经脉第十》曰："诸刺络脉者，必刺其结上。"《素问·三部九候论篇第二十》曰："孙络病者治其孙络血。"

### 4. 针具

锋针、毫针。

### 5. 针刺方法

常规消毒后，锋针轻轻点刺浅表血络外壁放血，多个血络，依次点刺，只点刺血络外壁，深 2～3mm 即可，不可刺入过深，刺至内壁，使血内流，瘀于局部，刺络后也可加拔火罐，以除邪务尽。极细小血络，也可毫针点刺小血络外壁，使之出一小血珠，少量出血，2 日 1 次。《素问·缪刺论篇第六十三》曰："邪客于五藏之间，其病也，脉引而痛，时来时止，视其病，缪刺之于手足爪甲上，视其脉，出其血，间日一刺。"《灵枢·经脉第十》曰："凡刺寒热者皆多血络，必间日而一取之。"

### 6. 主治

1）瘀血证：症见或兼有疼痛如针刺，痛有定处，拒按，夜间尤甚，肿块，面色黧黑，肌肤甲错，口唇爪甲紫暗，或肌肤紫斑，舌紫暗，或见瘀斑瘀点，脉细涩或结代等各种瘀血证。

2）热证：身热烦躁，面目红赤，唇红而干，咽燥口渴，喜冷饮，大便秘结，小便短赤，舌红苔黄，脉数等实热证。《灵枢·经脉第十》曰："凡刺寒热者皆多血络，必间日而一取之，血尽而止，乃调其虚实。"

3）疼痛病证：络脉瘀滞不通，痹阻络脉所致的疼痛，见于多种筋伤科疾病，表现各种各样。《灵枢·寿夭刚柔第六》曰："久痹不去身者，视其血络，尽出其血。"《素问·刺腰痛篇第四十一》曰："足太阳脉令人腰痛，引项脊尻背如重状，刺其郄中太阳正经出血，春无见血……腰痛侠脊而痛至头，几几然，目䀮䀮，欲僵仆，刺足太阳郄中出血。"《素问·刺疟篇第三十六》曰："足太阳之疟，令人腰痛头重，寒从背起，先寒后热，熇熇暍暍然，热止汗出，难已，刺郄中出血。"《灵枢·杂病第二十六》曰："厥，挟脊而痛至顶，头沉沉然，目䀮䀮然，腰脊强，取足太阳腘中血络。"

4）脏腑病证：络脉瘀滞不通，影响脏腑功能，出现脏腑病证，或脏腑病证，气血运行失常，出现络脉瘀阻。《素问·缪刺论篇第六十三》曰："邪客于足少阴之络，令人嗌痛，不可内食，无故善怒，气上走贲上。刺足下中央之脉，各三痏，凡六刺，立已。左刺右，右刺左。嗌中肿，不能内唾，时不能出唾者，缪刺然骨之前，出血立已。左刺右，右刺左。……邪客于五藏之间，其病也，脉引而痛，时来时止，视其病，缪刺之于手足爪甲上，视其脉，出其血，间日一刺，一刺不已，五刺已。"《灵枢·热病第二十三》曰："风痉身反折，先取足太阳之腘中及血络出血；中有寒，取三里。"

**7. 体会**

1）血络色形：血络为病理性络脉，视之较粗大、怒张，触之多呈线性凹陷，低于皮肤，形状多样，颜色紫暗，多在皮内，与皮肤融为一体，为邪气、瘀血阻滞络脉的表现。

2）血络脏腑、经络归属：血络归属不同的经络，根据辨证归经有选择性运用，不是见络必刺。脏腑、经络病证，可取本经血络，也可加取同名、表里经血络，甚至有生克乘侮关系经的血络。

3）躯干、四肢疼痛病证：躯干、四肢疼痛病证可选取经脉循行部位血络，也可选取局部及其附近血络。

4）络刺效果快捷：络刺起效较快，刺络后症状多即刻减轻，甚至消失，效果快捷。

5）血络与络穴配合运用：络刺血络可与点刺络穴配合运用，共治络脉瘀滞病证。

6）血络只点刺外壁：血络只点刺外壁，即可顺利出血，不可刺入过深，刺入内壁，引起局部血肿，造成新的出血、瘀血。

7）针具粗细与血络粗细相一致：针具粗细要与血络粗细相一致，针具过细，血出不畅，针具过粗，损伤血络，皆非所宜。

8）出血量根据经脉特性、病证虚实：出血多少要根据病变经脉特性、病证虚实而定，少阴、太阴、太阳多出血，实证、热证多出血，血尽而止，少阳、厥阴、虚证要少出血，血变而止或见血即止。《灵枢·五音五味第六十五》曰："夫人之常数，太阳常多血少气，少阳常多气少血，阳明常多血多气，厥阴常多气少血，少阴常多血少气，太阴常多血少气。此天之常数也。"

## 四、赞刺

### 1. 概述

赞，贝也。从贝从兟。兟，音诜，进也。赞刺是多针、浅刺，不留针达到出血泻热目的的刺法，适于痈肿、各种热证的刺法，赞即佐助，这种刺法有助于痈肿的消散，故名赞刺。《灵枢·官针第七》曰："十二曰赞刺，赞刺者，直入直出，数发针而浅之出血，是谓治痈肿也。"也可用于局部瘀血等病证。

### 2. 作用

#### （1）清热泻火，消除痈肿

赞刺密集浅刺出血，使火热之毒随出血而出，则郁热、热毒得排，痈肿得消，起到了清热泻火、消除痈肿的作用。

#### （2）活血化瘀，疏通经络

局部瘀血，赞刺浅表多刺出血，瘀血随之排除，瘀血得除，经络得通，祛瘀生新，起到了活血化瘀、疏通经络的作用。

### 3. 部位

1）热毒蕴结，邪郁、瘀血局部皮肤：热毒蕴结处皮肤，疼痛、麻木等局部邪郁、瘀血皮肤。

2）腧穴：具有清热解毒、活血化瘀作用的腧穴。

### 4. 针具

锋针、指尖采血针。《灵枢·刺节真邪第七十五》曰："刺大者用锋针。"

### 5. 针刺方法

锋针对准病灶及周围、腧穴多次点刺、浅刺使其出血，直入直出，只在皮肤进行，不超过皮肤，也可加拔火罐，以增强疗效，也可一次性指尖采血针密集浅表点刺，2～3日1次。《灵枢·阴阳清浊第四十》："刺阳者，浅而疾之。"

### 6. 主治

1）痈肿：用于各个部位痈肿，尤其浅表痈肿初期，深部痈肿还要配合其他疗法。

2）热病：经脉、脏腑郁热。

3）局部瘀血：外伤等各种原因引起的皮下瘀血、疼痛、麻木，如躯干、四肢所致的各种疼痛病证。

4）皮肤病：邪郁皮肤局部病证。

### 7. 体会

1）赞刺治疗各种实热证：赞刺可以治疗各种热证，包括外感、内伤的各种热邪、热郁、热壅、热毒、火毒、脏腑实热等证，虚热证不用。

2）根据病情决定出血量：热邪、热壅、热毒、火毒较盛，面积大、程度较重者，针刺宜密集、针刺点要多、出血宜多；热邪、热壅、热毒、火毒较轻，面积较小者，针刺宜较疏、针刺点要少、出血宜少。

瘀血重的多出血，瘀血轻的少出血。

3）与豹文刺结合运用：豹文刺针刺经脉、络脉，可为病变局部，也可为经络远距离部位。赞刺与豹文刺各有优势，结合运用，疗效更好。

4）赞刺发展：现代的梅花针重刺激微出血是赞刺的发展，梅花针手法轻重不同，其作用、治疗病证也有不同。

## 五、挑刺

挑刺疗法是在穴位或病变部位，镵针挑破皮下白色纤维组织，以治疗疾病的针刺方法，相当于《灵枢》的半刺，挑刺法具有较好疗效，多用于慢性病、急性病疗效的巩固。

### 1. 针刺部位

挑刺法根据症状、体征，四诊合参，明确诊断、病位，辨证分经，选取相应的穴位和部位，但以背部为主。

1）背俞、夹脊穴：背俞、夹脊穴是挑刺的主要部位，背俞是脏腑经气输注于背部的腧穴，可主治五脏六腑病证；夹脊穴近背俞穴，也有调节脏腑的作用。观察背俞穴、夹脊穴处的皮肤有无色泽、形态改变，如颜色改变、痣、隆起、凹陷、松弛、压痛和皮肤温度高低等，以判断某脏腑的疾病，选择相应的背俞、夹脊穴。

2）脊髓神经节段选点：根据脊髓神经节段性、脊神经根出口分布的规律，选择病变部位相对应的背部脊髓神经节段、脊神经根出口皮肤。

3）反应点：疾病在背部等体表有关部位可出现的反应点，如压敏点、疹点等。疹点的特征似丘疹，稍突出于皮肤，似针帽大小，多为灰白色、暗红色、棕褐、浅红色、党参花样异点等，压之不退色，反应点即为治疗点。

### 2. 操作

局部常规消毒，畏针者局麻药在治疗点注一直径 1cm 的皮丘，用镵针或专用挑刺针，左手固定治疗点，右手持针，将针横行刺入穴点的皮肤，纵行挑破 2～3mm，然后将针深入表皮下挑，挑断皮下白色纤维物数根，挑尽为止，也可用手术刀在皮丘上切一小口，再将挑针刺入，挑出皮下的纤维样物，用刀割断，无菌纱布覆盖，胶布固定。治疗点较多时，可选最明显的阳性点 3～5 个进行治疗，也可分组交替选穴，依次治疗，1 周 1 次。

### 3. 主治病证

头痛、偏头痛、额神经痛、神经衰弱、头晕、结膜炎、热性病、小儿抽搐、急慢性喉炎、咽喉炎、扁桃体炎、上呼吸道感染、胸痛、肋间神经痛、急慢性胃肠炎、胃及十二指肠溃疡、慢性腹泻、结肠炎、膀胱炎、月经不调，风湿痛、肌肉麻痹、关节痛、疳积等。

### 4. 注意事项

1）术中注意无菌操作，注意保持局部清洁，3～5日不能水洗，防止感染。

2）针尖应在原口出入，不要在创口上下乱刺。

3）挑治后注意休息，忌刺激性食物。

4）孕妇、严重心脏病及有出血倾向的患者慎用或不用。

## 六、八卦挑针法

八卦挑针法是魏秀婷老师在民间挑针疗法的基础上发展起来的一种独特挑刺方法，属于《灵枢》毛刺范围。

### 1. 挑刺部位

1）头部：以百会穴为中心，向前到前发际，向后到后发际，左右到耳尖，斜线前到双头维，后到双风池，呈米字型挑治。也可沿头皮神庭到风府、头维到风池、耳前到耳后前后五条线挑治，节奏点为九（图1-6）

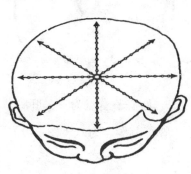
头部米字治图

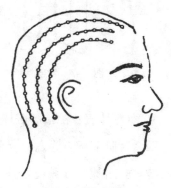
头部皮层挑治图

图1-6 头部挑治

2）颈腰背：从颈部开始沿督脉挑治至长强，督脉旁开 0.5cm 各 1 条，旁开 1cm 各 1 条，共 5 条线，也可再向外挑 1 条线，7 条线，节奏点为九（图 1-7）。

背部两肺后面以督脉为中心向左右挑横线至腋后线，一侧 4 条、6 条或 8 条，节奏点为二（图 1-7）。

3）胸腹部：从天突开始沿任脉挑治至下腹部曲骨穴，胸腹部任脉旁两侧足少阴肾经、足阳明大肠经、足太阴脾经，共 7 条线，节奏点均为六（图 1-8）。胸部两肺前面以任脉为中心向两侧挑横线至腋前线，节奏点为二。

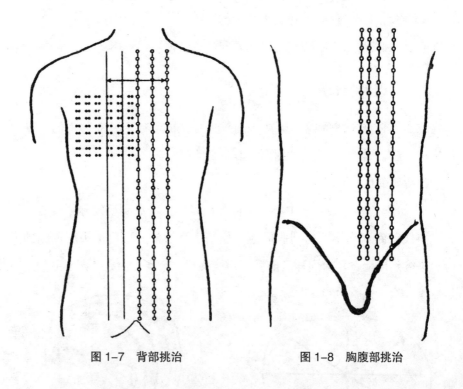

图 1-7　背部挑治　　　　　图 1-8　胸腹部挑治

4）脏腑体表：挑治肺脏体表节奏点为二，心脏节奏点为三，肝脏节奏点为四，肾脏节奏点为六，胃节奏点为七，脾脏节奏点为八（图 1-9）。图 1-6、7、8、9 来自《魏氏八卦挑针绝技》。

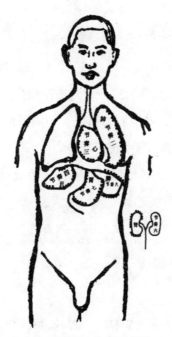

人体五脏挑治节奏示意图

**图1-9 五脏挑治**

5）十二经：根据临床症状，确定病变部位，辨证分经，选取病变经脉，可以是一条，也可以是多条，一般除面部、手心、脚心不挑治外，整条经脉都可挑治。

头部、颈腰背部、胸腹部、内脏体表、任督二脉为常规治疗部位，每个病必取，十二经脉根据辨证分经选取。

**2. 挑治方法**

1）消毒：挑治部位常规消毒，一次性针具，避免感染、交叉感染。

2）挑治方法：右手拇、食、中指固定针具，以匀速轻轻接触皮肤向前、与皮肤呈30°，深度0.3cm，快速挑治，不挑破皮肤，不出血，局部皮肤可有一白点，挑治后用高度食用酒精摩擦，挑刺点皮肤多发红、发热，以加强刺激、增强疗效。也可适当配合点刺放血等，以增强疗效。

### 3. 主治病证

八卦挑针法虽然效果较好，但针刺点较多，有数百个点不等，针刺较痛，一般适于较重病证、顽固病证，或其他刺法效果不好病证。

1）内科病证：脑出血及后遗症、病毒性脑炎、老年痴呆、癫痫、抑郁症、心绞痛、心肌梗死、慢性心力衰竭、肺间质纤维化、带状疱疹后遗神经痛、糖尿病、慢性肾炎、肾病综合征等。

2）外伤科病证：重症颈椎病、肩周炎、腰椎间盘突出症、股骨头缺血坏死症、血栓闭塞性脉管炎等。

3）免疫疾病：重症类风湿关节炎、强直性脊柱炎、干燥综合征、荨麻疹、湿疹等。

## 第八节　刺皮病证

刺皮疗法虽然针刺皮肤，由于皮肤与经络、脏腑、五体等密切联系，可以调节经络、脏腑、五体等功能，治疗其病证。

### 一、经络病证

皮肤与经络有着紧密联系，十二皮部又分属于十二经脉，皮肤针刺可调节经络功能，治疗经络病证，经络病证可以是经络本身病证，也可以是经络所致其他病证。

### 二、脏腑病证

皮肤与脏腑内外相通，外邪可从皮肤内传脏腑，脏腑病证在皮肤上也有阳性反应，同时十二皮部又分属于十二经脉、脏腑，皮肤针刺可调节脏腑的功能，治疗脏腑病证，由于皮肤与肺、大肠有特殊对应关系，故优以肺、大肠病证为主。《灵枢·官针第七》曰："半刺者，浅内而疾发针，无针伤肉，如拔毛状，以取皮气，此肺之应也。"

脏腑病证以内科病证为主，也可见于脏腑功能失调的其他病证，如五官科、妇科病证等。

## 三、五体病证

五体之间紧密相连，相互交织，功能相互联系、支持，病理相互影响，互为发病，针刺皮肤，直接调节皮肤，对筋、肉、脉、骨也有调节作用，治疗其病证，如颈椎病、肩周炎、网球肘、腰椎间盘突出症，腰椎管狭窄症，膝关节骨质增生症、膝关节滑囊炎等。

## 四、神经损伤病证

中风后遗症、面瘫、臂丛神经损伤、桡神经损伤、尺神经损伤、腓总神经损伤等神经损伤病证。

# 第九节　刺皮特点

## 一、针刺要快

皮肤神经分布丰富，感觉灵敏、细腻，刺皮可有痛感，为减少疼痛，针刺越快越好。

## 二、针刺较浅

皮肤位居体表，刺皮只在皮肤进行，甚至中皮即可，针刺不可过深，超过皮肤。

## 三、针刺点多、面大

皮肤毛刺，针刺面积大，点多，尤其循经毛刺，皮部毛刺，点更多，多有数百个。

## 四、取效快

皮肤神经分布丰富，针感较强，见效较快。

## 五、不留针

皮肤针刺较浅，除皮内针外，一般不留针。

## 六、安全

刺皮针刺较浅，不会伤及内脏、神经、血管等，相对较为安全，不会出现医疗纠纷。

# 第十节　刺皮注意事项

## 一、严格消毒、以防感染

刺皮疗法一般不会感染，但毛刺面积较大，半刺较深，应严格消毒，防止感染。

## 二、掌握好深浅、以防损伤脏器

刺皮疗法要掌握好深浅，只刺皮肤，在皮肤层进行，不可过深，超过皮肤。《素问·刺齐论篇第五十一》曰："所谓刺皮无伤肉者，病在皮中，针入皮中，无伤肉也。"

## 三、出血性疾病不能运用

血友病、再生障碍性贫血等出血疾病不能针刺，以防造成出血不止。

## 四、皮损、感染者不能运用

局部有皮损或感染者不能针刺，以防发生感染。

## 五、重病慎用

有高血压、心脏病等重病要慎用，以免出现并发症。高血压、心脏病等严重内脏疾病可服药后再针刺，或用刺激较轻刺法。

## 六、畏针者慎用

## 七、治疗后局部保持干净，当天不能洗澡，以防感染

# 第二章 各 论

## 第一节 骨伤科病证

### 一、颈椎病

#### （一）概述

颈椎病又称颈椎综合征，是由于人体颈椎间盘发生退行性变、颈椎骨质增生，或正常生理曲度改变等造成颈椎管、椎间孔变形、狭窄，刺激、压迫颈部脊髓、神经根、交感神经、椎动脉、神经分支等而引起的一组综合征。为临床常见病、多发病，有逐渐增多的趋势，属于痹证、痿证、头痛、眩晕、项强等范畴。

#### （二）病因病机

颈椎病由于外伤、劳损等血溢脉外，阻滞经络，使经络运行不通，或正气不足，卫外不固，风寒等外邪入侵于颈部的经络，气血阻滞，或经络空虚，气血不足，经脉失养，或奇邪侵袭络脉，在大络中左右、上下流溢所致。本病病位在经络，是手三阴经、手三阳经、足太阳经、督脉等经络受病，但有所侧重，以手太阳经、手阳明经、督脉为主，可为单纯经脉病、或经筋病、或络脉病，或骨病，也可为经脉、经筋、络脉、筋骨同时涉及，经脉、经筋、络脉、筋骨同病、共病，病变不单是颈肩、上肢，脊髓型颈椎病还会出现下肢症状，椎动脉型颈椎病出现头面症状，交感神经型颈椎病主要是脏腑功能失调的表现，症状较多，较为复杂。

### （三）诊断

#### 1.颈椎病的分型

颈椎病的发病部位、临床表现各种各样，根据病变受压组织的不同及病变部位、病变范围不同，临床症状也不相同，将颈椎病分为颈型、神经根型、椎动脉型、交感神经型、脊髓型颈椎病5种，其中以神经根型最为常见，约占颈椎病总数的60%。这是最常用、最传统的分类方法。

**（1）颈型颈椎病**

1）症状：颈项疼痛、强直、肩背疼痛、僵硬，颈部屈伸、旋转等活动受限，颈部活动时，躯干可同时活动，头痛、头后部麻木、头晕，少数患者出现臂、手疼痛、麻木，但咳嗽、喷嚏不加重。

2）体征：颈部强迫体位、活动受限，病变肌肉变直、痉挛，局部压痛。

3）X线检查：颈椎曲度变直，小关节移位、增生，椎间隙变窄。

**（2）神经根型颈椎病**

1）症状：颈、肩、臂疼痛，程度轻重不一，轻者仅酸痛，重者可剧痛难忍，彻夜不眠，疼痛呈阵发性加剧，多伴有麻木、无力，上肢麻木、疼痛呈颈神经支配区域分布，部位固定，界限清楚。咳嗽、深呼吸、喷嚏、颈部活动时，患肢症状可诱发或加重，日久上肢肌肉可有萎缩。

2）体征：颈部活动受限，病变棘突旁边压痛并向患肢放射，患肢也可反射性压痛。椎间孔挤压试验、臂丛神经牵拉试验阳性，受累神经支配区域皮肤感觉减退、肌肉可萎缩、肌力减弱。

3）X线检查：颈椎生理曲度变直或消失、棘突偏歪、钩椎增生、椎间孔变小、椎间隙变窄，以上X线改变可部分或同时出现。

**（3）椎动脉型颈椎病**

1）症状：眩晕呈旋转性、浮动性、一过性，有倾斜感、移动感，转动颈部诱发或加重，可伴有耳鸣、耳聋、视物模糊、记忆力减退等。猝倒前无预兆，多在行走、站立或颈部旋转屈伸时突然下肢无力而跌倒，瞬间即清醒，立即起身后可活动。头痛，多位于枕部、顶枕部，多为单侧，呈胀痛、跳痛，常因转头而诱发。极少部分可有恶心、呕吐、上腹部不适、心悸、胸闷、多汗、声音嘶哑、吞咽困难等。

2）体征：椎动脉旋转扭曲试验阳性。

3）X线检查：可见钩椎增生、椎间孔狭窄、椎体不稳等。

### （4）交感神经型颈椎病

1）症状：颈枕痛或偏头痛、头晕、头沉，眼胀、视物模糊、流泪、眼睑无力、视力减退，咽部不适、有异物感，鼻塞、喷嚏，耳鸣、耳聋，舌尖麻木、牙痛，胸闷、心悸、心痛、失眠，哮喘，恶心、呕吐、腹泻、便秘，尿频、尿急、排尿困难，极少肢体麻木、遇冷加重，或呈间歇性皮肤发红、发热、肿胀，多汗或无汗。

2）体征：颈部可有压痛，可出现霍纳征，瞳孔缩小、眼睑下垂、眼球下陷等。

3）X线检查：环枢椎半脱位、颈椎旋转移位、骨质增生等。

### （5）脊髓型颈椎病

1）症状：疼痛多不明显，下肢可见麻木无力、沉重、发紫、怕冷、酸胀、水肿、站立不稳、步履蹒跚、闭目行走摇摆、脚尖不能离地、颤抖，重者腰背、腹部麻木，指鼻试验、跟膝胫试验阳性，可有尿急、排尿不尽、尿潴留、便秘或排便不畅。

2）体征：曲颈试验阳性，浅反射迟钝或消失，深反射亢进。

3）影像学检查：X线检查：颈椎生理曲度变直或向后成角，椎间隙变窄、椎体退变增生、后纵韧带钙化，先天性椎体融合等。

4）Ct检查：椎体后骨刺、椎间盘向后突出、脱出，后纵韧带钙化、黄韧带钙化等。

5）磁共振成像（MRI）检查：脊髓受压明显，多因骨刺、椎间盘、黄韧带肥厚引起。

临床上此5型可单独出现，但多数情况下是2种或两种以上的复合出现，多数症状较为典型，少数不典型，如交感神经型颈椎病可无颈部症状，只有内脏功能失调或五官症状，椎动脉型颈椎病有头部症状，临床上应仔细检查、综合考虑。

### 2. 颈椎病的辨证分经

颈、上肢为手三阴经、三阳经、足太阳经、督脉等循行，根据颈椎病的症状进行辨证分经，循经治疗，使治疗更有针对性。临床上颈椎病可为一经病，但多数为数经并病。

1）督脉病：头枕部、颈部疼痛、沉紧、麻木，颈曲屈不利，头枕后部、颈后正中部可有压痛。

2）手阳明经病：颈外侧、肩、上肢前外侧、食指疼痛、麻木，颈侧屈不利，可向上肢放射，颈外侧、上肢前外侧压痛，上肢活动无力。

3）手少阳经病：颈外侧疼痛、压痛，颈侧屈不利，枕部可疼痛沉重，向头侧放射，上肢外侧疼痛、麻木，可向中指、环指放射，上肢外侧中间可有压痛。

4）手太阳经病：颈后外侧疼痛、压痛，颈屈伸、侧屈不利，上背、肩胛部酸楚疼痛、压痛，上臂后侧、前臂背面尺侧疼痛，可连及小指，头过伸诸症加重，前臂背面尺侧、小指麻木、活动无力。

5）手太阴经病：肩前内侧疼痛酸楚，上及缺盆、下向上臂内侧前缘放射，可至拇指，上臂内侧、前臂桡侧、拇指麻木、无力，肩前部可有压痛，颈可有疼痛。

6）手少阴经病：肩前内侧疼痛酸楚，向下放射至上臂内侧后缘、前臂内侧后缘，前臂内侧后缘、掌、小指疼痛、麻木、无力。

7）足太阳经病：颈部酸楚疼痛，头枕部疼痛、麻木，颈曲屈不利，头、颈胸后两侧可有压痛。

### （四）治疗

颈椎病病情较轻者刺皮即可治愈，相对较重刺皮也有疗效，一般病证1～3周治愈，脊髓型颈椎病需要1月以上，也可配合针刺经脉、经筋等，疼痛较剧者，治疗期间应卧床休息。

**1. 颈型颈椎病**

**（1）毛刺**

1）部位：督脉、手三阳经、足太阳经、足少阳经等经脉皮肤，以头后部、颈部为主。

2）刺法：①镵针毛刺：根据患者症状辨证分经，选取督脉、手三阳经、足太阳经、足少阳经等皮肤镵针循经毛刺，每隔20～30mm选一针刺点，头后部、颈部要密集，以不出血为度，1日1次，7日1个疗程。②皮内针毛刺：颈背部、上肢皮肤色泽改变处、压痛点皮内针毛刺，然后固定，每次5～7点，留针3～5日，下次重选针刺部位。③梅花针毛刺：颈背部、上肢疼痛处皮肤梅花针扣刺，颈部要密集些，以局部皮肤潮红为度，病重者也可微似出血，加拔火罐，1日1次。④毫针毛刺：也可辨证分经，随经选穴，毫针平刺腧穴，1日1次。

**（2）半刺**

1）部位：颈部、上背部。

2）刺法：顽固者颈部、上背部寻找反应点，褐色、红色等反应点镵针半刺，也可专用挑刺针挑刺，以挑断白色纤维状物为度，可有少量出血，畏针者可给予局麻药，也可加拔火罐，辅料覆盖，每次3～5个点，7日1次。

**（3）络刺**

1）部位：颈部、上下肢相关经血络。

2）刺法：颈部、上下肢相关络脉血络锋针点刺，只刺血络外壁即可，多个血络，依次点刺，让其瘀血充分外流，也可加拔火罐8～10min，3～5日1次，2～3次即可。

（4）赞刺

1）部位：颈部压痛点。

2）刺法：颈部压痛点锋针浅表密集点刺出血，也可加拔火罐8～10min，3～5日1次。

**2.神经根型颈椎病**

（1）毛刺

1）部位：督脉、足太阳经、手三阳经、手三阴经等上下肢经脉皮肤，以头颈部、上肢为主。

2）刺法：①镵针毛刺：根据患者症状辨证分经，循经选取督脉、足太阳经、手三阳经、手三阴经等上下肢经脉皮肤镵针循经毛刺，每隔20～30mm选一针刺点，颈部、上肢症状部位要密集，以不出血为度，1日1次，7日1个疗程。②皮内针毛刺：颈背部、上肢皮肤色泽、形态改变处皮内针毛刺，然后固定，每次5～7点，留针3～5日，下次另外选点，也可选已针刺部位。③梅花针毛刺：督脉、足太阳经、手三阳经、手三阴经等疼痛、麻木处皮肤梅花针扣刺，颈部、上肢疼痛部位要密集些，以局部皮肤潮红为度，病重者也可微似出血，也可加拔火罐，1日1次。④毫针毛刺：也可辨证分经，随经选取手三阳、三阴经等腧穴，毫针平刺，1日1次。

（2）半刺

1）部位：颈部、上背部。

2）刺法：顽固者颈部、上背部寻找反应点，褐色、红色等反应点镵针半刺，也可专用挑刺针挑刺，以挑断白色纤维状物为度，可有少量出血，也可加拔火罐，畏针者可给予局麻药，辅料覆盖，每次3～5个点，7日1次。

（3）络刺

1）部位：颈部、上肢手三阳经、手三阴经血络。

2）刺法：颈部、上肢手三阳经、手三阴经血络锋针点刺，只刺血络外壁即可，多个血络，依次点刺，让其瘀血充分外流，也可加拔火罐 8～10min，3～5日1次，2～3次即可。

**（4）赞刺**

1）部位：颈肩背部、上肢压痛点。

2）刺法：颈肩背部、上肢压痛点锋针密集浅表点刺出血，也可加拔火罐 8～10min，3～5日1次。

**（5）瘢痕针刺**

1）部位：瘢痕局部。

2）刺法：顺经脉走向毫针沿皮刺，1日1次，瘢痕较大，可用长针或多针接力疏通，也可微铍针、小针刀疏通，5日1次。

**3. 脊髓型颈椎病**

脊髓型颈椎病病程较长，多在1月以上，只要坚持，多有较好疗效，可免除手术之苦。

**（1）毛刺**

1）部位：督脉、足三阳经、足三阴经等经脉皮肤，以颈背腰部、下肢为主。

2）刺法：①镵针毛刺：根据患者症状辨证分经，选取督脉、足三阳经、足三阴经等下肢经脉皮肤镵针循经毛刺，每隔20～30mm选一针刺点，颈部、下肢要密集，以不出血为度，1日1次，7日1个疗程。②皮内针毛刺：颈背腰部、下肢皮肤色泽改变处、压痛点皮内针毛刺，然后固定，每次5～7点，留针3～5日，下次另外选点，也可选已针刺部位。③梅花针毛刺：颈背腰、下肢等梅花针扣刺，以局部皮肤潮红为度，加拔火罐，1日1次。④毫针毛刺：也可辨证分经，随经选取手足三阳、三阴经腧穴，毫针平刺，1日1次。

**（2）半刺**

1）部位：颈背腰骶部。

2）刺法：颈背腰骶部寻找反应点，褐色、红色等反应点镵针半刺，也可专用挑刺针挑刺，以挑断白色纤维状物为度，可有少量出血，也可加拔火罐，辅料覆盖，每次3～5个点，7日1次。

（3）络刺

1）部位：颈部、下肢血络。

2）刺法：颈部、下肢血络锋针点刺，只刺血络外壁即可，多个血络，依次点刺，让其瘀血充分外流，也可加拔火罐8～10min，3～5日1次，2～3次即可。

（4）赞刺

1）部位：颈背部、腰骶压痛点。

2）刺法：颈背部、腰骶压痛点锋针密集浅表点刺出血，也可加拔火罐8～10min，3～5日1次。

**4. 椎动脉型颈椎病**

（1）毛刺

1）部位：督脉、足太阳经、足少阳经、手三阳经等上下肢经脉皮肤，以头部、颈部为主。

2）刺法：①镵针毛刺：根据患者症状辨证分经，选取督脉、足太阳经、足少阳经、手三阳经等上下肢经脉皮肤镵针循经毛刺，每隔20～30mm选一针刺点，头部、颈部要密集，以不出血为度，1日1次，7日1个疗程。②皮内针毛刺：督脉、足太阳经、足少阳经、手三阳经颈背部皮肤色泽改变处、压痛点皮内针毛刺，然后固定，每次5～7点，留针3～5日，下次另外选点，也可选已针刺部位。③梅花针毛刺：头颈部、上下肢等压痛皮肤梅花针扣刺，以局部皮肤潮红为度，病重者也可微似出血，加拔火罐，1日1次。④毫针毛刺：也可辨证分经，随经选穴，毫针毛刺腧穴，1日1次。

（2）半刺

1）部位：颈部、上背部。

2）刺法：颈部、上背部寻找反应点，褐色、红色等反应点镵针半刺，也可专用挑刺针挑刺，以挑断白色纤维状物为度，可有少量出血，也可加拔火罐，辅料覆盖，每次 3 ～ 5 个点，7 日 1 次。

（3）络刺

1）部位：颈部、上下肢血络。

2）刺法：颈部、上下肢血络锋针点刺，只刺血络外壁即可，多个血络，依次点刺，让其瘀血充分外流，也可加拔火罐 8 ～ 10min，3 ～ 5 日 1 次，2 ～ 3 次即可。

（4）赞刺

1）部位：颈部、后枕部压痛点。

2）刺法：颈部、后枕部压痛点锋针密集浅表点刺出血，3 ～ 5 日 1 次，2 ～ 3 次即可。

5. 交感神经型颈椎病

（1）毛刺

1）部位：督脉、足太阳经、病变脏腑所属经脉皮肤，以颈背部为主。

2）刺法：①镵针毛刺：根据患者症状辨别病变所在，选取所属经脉皮肤镵针循经毛刺，每隔 20 ～ 30mm 选一针刺点，颈背部要密集，以不出血为度，1 日 1 次，7 日 1 个疗程。②皮内针毛刺：颈背腰部、病变脏腑所属经脉皮肤色泽改变处、压痛点皮内针毛刺，然后固定，每次 5 ～ 7 点，留针 3 ～ 5 日，下次另外选点，也可选已针刺部位。③梅花针毛刺：颈背腰部压痛皮肤梅花针扣刺，以局部皮肤潮红为度，病重者也可微似出血，加拔火罐，1 日 1 次。④毫针毛刺：也可辨证分经、分脏腑，随经选取相应脏腑经脉腧穴，毫针平刺，1 日 1 次。

（2）半刺

1）部位：辨别所属脏腑，在颈部、背俞穴及附近寻找反应点。

2）刺法：颈部、背俞穴寻找反应点，褐色、红色等反应点镵针半刺，也可专用挑刺针挑刺，以挑断白色纤维状物为度，可有少量出血，也可加拔火罐，辅料覆盖，每次 3 ～ 5 个点，7 日 1 次。

（3）络刺

1）部位：颈部、上下肢血络。

2）刺法：颈部、上下肢血络锋针点刺，只刺血络外壁即可，多个血络，依次点刺，让其瘀血充分外流，也可加拔火罐8～10min，3～5日1次，2～3次即可。

（4）赞刺

1）部位：颈部压痛点、背俞穴。

2）刺法：颈部压痛点、背俞穴锋针密集浅表点刺出血，也可加拔火罐8～10min，3～5日1次，2～3次即可。

## 二、肩周炎

### （一）概述

肩周炎全称肩关节周围炎，是肩部疼痛，夜间为甚，逐渐加重，肩关节功能活动受限的病证，老年多发，又称冻结肩、五十肩、肩凝证等，是发生于肩关节周围软组织的无菌性炎症、粘连，为临床常见病、多发病。

### （二）病因病机

肩周炎由于外伤、劳损等血溢脉外，阻滞经络，使经络运行不通，或正气不足，卫外不固，外邪入侵于肩部经络，气血阻滞，或年老阳气不足，温运失职，或经络空虚，气血不足，精血亏虚，经脉失养，或奇邪侵袭络脉，在大络中左右流溢所致肩及肩周疼痛、活动加重、活动受限。涉及手三阳经、手三阴经、足少阳经等，以手三阳经为主，可为单纯经脉病，或经筋病，或络脉病，多经脉、经筋、络脉同时涉及。

### （三）诊断

#### 1. 西医诊断

肩周炎发病于40岁以上，50岁左右多发，女性多于男性，多为单侧发病，部分患者可为双肩，起病缓慢，部分有外伤史、劳损史、受凉史，主要症状和体征如下。

1）疼痛：初期为轻度肩部酸楚、冷痛、酸痛，可持续痛也可间歇痛，部位局限于肩峰下，逐渐加重，逐渐发展成整个肩关节周围，严重者稍一触碰或活动不慎，即疼痛难忍，故多采用防护姿势，将患侧上肢紧靠于体侧，并用健手托扶。夜间疼痛较重，或夜不成眠，或半夜疼醒，不敢卧向患侧。疼痛多遇热减轻，遇寒加重，可牵涉到颈部、肩胛部、三角肌、上臂或前臂外侧。

2）活动受限：为肩周炎的主要特征，肩关节开始不敢活动，随着肩周粘连的加重，逐渐活动受限，主要是外展、上举、前屈、后伸、外旋、内旋等。表现为手不能插口袋、扎腰带，不能梳头、摸背、洗脸、刷牙、穿脱衣等，出现扛肩现象。注意记录活动受限的方向、范围、度数，以便与治疗后对比。

3）压痛：多在喙突、肩峰下、大结节、小结节、结节间沟、三角肌止点等压痛，在冈下窝、肩胛骨外缘（小圆肌起点）、冈上窝等可触及硬性条索，并有明显压痛，冈下窝压痛可放射到上臂内侧及前臂背侧，患者胸外上部也可出现压痛。

4）肩部肌肉萎缩：肩周炎晚期，因患者惧怕疼痛，患肩长期活动减少，肩部肌肉可发生不同程度的失用性萎缩，特别是肩外侧的三角肌萎缩，可使肩部失去原有的丰满外形，出现肩峰突起现象，加重了肩关节的运动障碍程度，从而产生上臂上举不利、后伸困难等症状，病愈后可恢复。

5）全身表现：部分患者可出现心烦、失眠、心悸、眩晕、饮食不节、或冷或热等症状。

6）肌肉受阻试验：主要发生病变的肌肉，不仅在其起止点、肌腹及肌腱衔接处有明显压痛，且其抗阻试验阳性。如内旋抗阻试验阳性，是病及胸大肌、肩胛下肌，外展抗阻试验阳性是病及三角肌等。

7）X 线检查：多无异常。

**2. 辨证分经**

肩周炎肩部疼痛、活动受限方向多以一个方向较重，其他方向较轻，根据肩部疼痛、活动受限方向、压痛不同及四诊合参，辨证归一经或几经，以便循经选穴。

1）手太阴经病：肩前内侧酸痛，痛引缺盆，向上肢内侧前缘放射，甚至放射至拇指，肩关节受限以后伸最明显，肩部前内侧、胸外上部、肩腋前缘压痛，为肩周炎最常见者。

2）手阳明经病：肩峰及上臂外侧偏前疼痛，连及肘部，肩关节活动以外展、上举障碍为主，肩臂外侧压痛。

3）手少阳经病：肩关节外侧疼痛，上连及颈项，下连及前臂甚至环指，肩关节外展受限，肩臂外侧压痛。

4）手太阳经病：肩臂后外侧及肩胛牵掣痛，上连颈部、肩胛部，下连及肘臂后外侧及小指，肩关节活动受限以内收为主，肩胛部、肩臂后侧压痛。

部分患者，还涉及手厥阴经、手少阴经等。

**（四）治疗**

肩周炎较轻者或恢复期刺皮，有较好疗效，急性期刺皮多配合针刺经脉、经筋等，病程较长，可间隔治疗，要坚持针刺，治疗期间加强功能锻炼。

**（1）毛刺**

1）部位：手三阳、三阴经、足少阳经等上下肢经脉皮肤，以肩背部、上臂为主。

2）刺法：①镵针毛刺：根据患者症状辨证分经，选取手三阳经、手三阴经、足少阳经等上下肢经脉皮肤镵针循经毛刺，每隔 20～30mm 选一针刺点，肩背部、上臂要密集，以不出血为度，1 日 1 次，7 日 1 个疗程。②皮内针毛刺：肩背部、上肢皮肤色泽、压痛等阳性改变处皮内针毛刺，然后固定，每次 5 ～ 7 点，留针 3 ～ 5 日，下次另外选点，也可选已针刺部位。③梅花针毛刺：肩背部、上肢疼痛处皮肤梅花针扣刺，以局部皮肤潮红为度，病重者也可微似出血，加拔火罐，1 日 1 次。④毫针毛刺：也可辨证分经，随经选取手三阳、三阴经等腧穴，毫针皮下，1 日 1 次。

（2）半刺

1）部位：肩背部。

2）刺法：顽固者肩背部寻找反应点，褐色、红色等反应点镵针半刺，也可专用挑刺针挑刺，以挑断白色纤维状物为度，可有少量出血，畏针者可给予局麻药，辅料覆盖，每次 3 ～ 5 个点，7 日 1 次。

（3）络刺

1）部位：肩部、上下肢血络。

2）刺法：肩部、上下肢有关经脉血络锋针点刺，只刺血络外壁即可，多个血络，依次点刺，让其瘀血充分外流，也可加拔火罐 8 ～ 10min，3 ～ 5 日 1 次，2 ～ 3 次即可。

（4）赞刺

1）部位：肩背部压痛点。

2）刺法：肩背部压痛点锋针密集浅表点刺出血，也可加拔火罐 8 ～ 10min，3 ～ 5 日 1 次，2 ～ 3 次即可。

## 三、臂丛神经损伤

### （一）概述

臂丛神经损伤是以肩胛带肌为主的疼痛、麻木无力和肌萎缩为主要表现的病证，臂丛神经由颈 $C_{5-8}$ 与 $T_1$ 神经根组成，分支主要分布于上肢，有些小分支分布到上胸部、背部浅层肌和颈深肌。臂丛神经损伤属于肩臂疼痛、痿证等范畴。

### （二）病因病机

臂丛神经损伤由于外伤、劳损等血溢脉外，阻滞经络，使经络运行不通，或正气不足，气血虚弱，感受外邪，侵袭经脉，经脉阻滞或经脉失养所致。本病病位在经络，主要是手三阳经等经络受病，可为单纯经脉病，或络脉病，多为经筋、络脉同时涉及。

### （三）诊断

1）病史：可有外伤史，多没有明显损伤病史。

2）症状：上臂疼痛、麻木、无力，甚者前臂也可出现，疼痛可为酸痛，也可剧烈疼痛难忍，数天逐渐减轻、消失，也可无痛，麻木、无力逐渐加重，影响功能活动，如梳头、吃饭、洗脸、穿衣等。

3）体征：上臂、前臂感觉减退、肌肉瘫痪、萎缩。肩关节不能外展与上举，肘关节不能屈曲而能伸，腕关节虽能屈伸但肌力减弱。

4）肌电图、磁共振检查：肌电图神经传导减慢在50%以上为神经大部损伤，减慢在50%以下提示部分损伤，神经传导减慢在30%以下提示有粘连压迫。磁共振显示脊髓、局部臂丛神经根及周围肌肉血管等结构、损伤程度。

### （四）治疗

臂丛神经损伤为疑难病症，刺皮疗法选择性运用有一定疗效，重证配合针刺经脉、经筋、骨骼等，病程较长，需要1～3个月，要坚持针刺治疗。

#### （1）毛刺

1）部位：手三阳经、手三阴经等经脉皮肤。以颈肩背部、上臂为主。

2）刺法：①镵针毛刺：手三阳经、手三阴经等颈肩背部、上臂、前臂皮肤，镵针循经毛刺，每隔20～30mm选一针刺点，颈肩背部、上臂要密集，以不出血为度，1日1次，7日1个疗程。②皮内针毛刺：颈肩背部、上臂皮肤色泽改变处、压痛点皮内针毛刺，然后固定，每次5～7点，留针3～5日，下次另外选点。③梅花针毛刺：颈肩背部、上臂皮肤梅花针扣刺，以局部皮肤潮红为度，病重者也可微似出血，加拔火罐，1日1次。

④毫针毛刺：也可辨证分经，随经选取手三阳经等腧穴，毫针平刺，1日1次。

**（2）半刺**

1）部位：颈背部。

2）刺法：颈背部寻找反应点，褐色、红色等反应点镵针半刺，也可专用挑刺针挑刺，以挑断白色纤维状物为度，可有少量出血，辅料覆盖，每次3～5个点，7日1次，要坚持较长半刺治疗。

**（3）络刺**

1）部位：上肢内外侧血络。

2）刺法：上肢血络锋针点刺，只刺血络外壁即可，让其瘀血充分外流，也可加拔火罐8～10min，3～5日1次，2～3次即可。

**（4）赞刺**

1）部位：颈肩背部压痛点。

2）刺法：颈肩背部压痛点锋针密集浅表点刺出血，也可加拔火罐8～10min，疼痛剧烈者1～2日1次，疼痛不明显5日1次。

## 四、网球肘

### （一）概述

网球肘又称肱骨外上髁炎，是肘关节外侧前臂伸肌起点处肌腱发炎而产生疼痛的病证。网球肘是过劳性综合征的典型例子，为临床常见病，网球、羽毛球运动员较常见，故称"网球肘"。家庭主妇、厨师、砖瓦工、木工等长期反复用力做肘部活动者，也易患此病，属于肘痛、痹证、伤筋等范畴。

### （二）病因病机

网球肘由于外伤、劳损等血溢脉外，阻滞经络，使经络运行不通，不通则痛，或正气不足，气血虚弱，经脉失养，不荣则痛所致。本病病位在经络，主要是外上髁手阳明、少阳经，内上髁手少阴、太阳经等经络受病，可为单纯经筋病，或经脉病，或络脉病，也可为筋骨病，多为经筋、经脉、络脉、骨同时涉及。

### （三）诊断

1）病史：多见于劳动强度大的青壮年工人，并有肘部急性损伤或腕关节的反复屈伸劳损病史。

2）症状：肘关节肱骨外上髁部局限性疼痛，持续性的酸痛，可向肩部或前臂放射，部分病例夜间疼痛明显，轻者不敢拧毛巾，不能端重物，严重者端水杯或扫地均引起疼痛。

3）体征：肘部检查时发现肱骨外上髁、桡骨小头、环状韧带以及肱桡关节间隙处有明显的压痛，局部无明显肿胀，伸腕抗阻试验阳性。

4）X线检查：早期多无明显异常，中期可出现肱骨外上髁密度增高，后期可见骨质吸收，甚至破坏。

### （四）治疗

网球肘多为反复发作性病证，刺皮有一定疗效，顽固者配合针刺经脉、经筋、骨骼等，并注重肩背部阳性反应点的选择，肱骨内上髁炎同样治疗。

#### （1）毛刺

1）部位：手三阳经、手少阴经等经脉皮肤。肱骨外上髁炎选手阳明、少阳经，肱骨内上髁炎选手太阳、少阴经。

2）刺法：①镵针毛刺：根据患者症状辨证分经，肱骨外上髁炎选手阳明、少阳经皮肤，肱骨内上髁炎选手太阳、少阴经皮肤，镵针循经毛刺，每隔20～30mm选一针刺点，肘部、阳性反应部位要密集，以不出血为度，1日1次，7日1个疗程。②皮内针毛刺：肘部、肩背部皮肤色泽改变处、压痛点皮内针毛刺，然后固定，每次5～7点，留针3～5日，下次另外选点，也可选已针刺部位。③梅花针毛刺：肘部疼痛处、肩背部皮肤梅花针扣刺，以局部皮肤潮红为度，病重者也可微似出血，加拔火罐，1日1次。④毫针毛刺：也可辨证分经，随经选穴，毫针毛刺腧穴，1日1次。

（2）半刺

1）部位：肩背部。

2）刺法：顽固性患者肩背部寻找反应点，褐色、红色等反应点镵针半刺，也可专用挑刺针挑刺，以挑断白色纤维状物为度，可有少量出血，辅料覆盖，每次3～5个点，7日1次。

（3）络刺

1）部位：上肢血络。

2）刺法：上肢血络锋针点刺，只刺血络外壁即可，让其瘀血充分外流，也可加拔火罐8～10min，3～5日1次，1～2次即可。

（4）赞刺

1）部位：肩背部、肘部压痛点。

2）刺法：肩背部、肘部压痛点锋针密集浅表点刺出血，也可加拔火罐8～10min，3～5日1次。2～3次即可。

## 五、急性腰扭伤

### （一）概述

急性腰扭伤俗称闪腰，是腰部因外伤所致的腰部疼痛、活动加重、屈伸受限的病证，属于伤筋范畴。

### （二）病因病机

急性腰扭伤由于腰部扭伤，血溢脉外，瘀血内停，阻滞经络，使经络运行不通，不通则痛，本病病位在经络，主要是督脉、足太阳经等经络受病，可为单纯经脉病，或络脉病，可为经脉、络脉同时涉及。

### （三）诊断

1）病史：有腰部扭伤史，多见于青壮年。

2）症状：腰部一侧或两侧剧烈疼痛，活动受限，不能翻身、坐立和行走，常保持一定强迫姿势以减少疼痛。外伤后即感腰痛，不能继续用力，疼痛为持续性，活动时加重，休息后也不能消除，咳嗽、大声说话、腹部用力等均可使疼痛增加，腰部僵硬，主动活动困难，翻身困难。

3）体征：腰部压痛，多在脊柱两旁、正中、髂脊后，骶棘肌或臀大肌紧张。

4）检查：X线片无异常。

### （四）治疗

急性腰扭伤刺皮治疗，有较好疗效。多能效快缓解腰痛，甚至治愈。

**（1）毛刺**

1）部位：督脉、足太阳经、足少阴经等腰部、下肢经脉皮肤。

2）刺法：①镵针毛刺：督脉、足太阳经、足少阴经等腰部、下肢经脉皮肤镵针循经毛刺，每隔20～30mm选一针刺点，腰部疼痛处要密集，以不出血为度，1日1次，7日1个疗程。②梅花针毛刺：腰骶、下肢疼痛处皮肤梅花针扣刺，以局部皮肤潮红为度，病重者也可微似出血，加拔火罐，1日1次。

**（2）络刺**

1）部位：下肢血络，以腘窝及上下为主。

2）刺法：下肢血络锋针点刺，只刺血络外壁即可，多个血络，依次点刺，让其瘀血充分外流，也可加拔火罐8～10min，1日1次，2～3次即可。

**（3）赞刺**

1）部位：腰部、下肢压痛点。

2）刺法：腰部、下肢压痛点锋针浅表密集点刺放血，加拔火罐8～10min，1日1次。

## 六、腰肌劳损

### （一）概述

腰肌劳损是指腰部肌肉长时间的、慢性的、积累性的损伤而引起的腰部疼痛、活动加重的病证，属腰痛、痹证等范畴。

### （二）病因病机

腰肌劳损由于腰骶部外伤失治、慢性劳损、感受外邪等使瘀血内停，阻滞经络，使经络运行不通，不通则痛，或正气不足，经络空虚，精血亏虚，经脉失养，不荣则痛所致。本病病位在经络，主要是督脉、足太阳经等经络受病，可为单纯经脉病，或经筋病，或络脉病，可为经脉、经筋、络脉同时涉及。

### （三）诊断

1）病史：腰骶部有劳损史，或暴力损伤史、受凉史。

2）症状：腰痛，多为隐痛、酸痛、钝痛，时轻时重，反复发作、休息后减轻，劳累或天气变化时疼痛加重。

3）体征：腰部活动可正常或受限，韧带、肌肉骨骼附着点可有疼痛和压痛。

### （四）治疗

腰肌劳损为临床常见病，刺皮疗法多有较好疗效，顽固者多配合针刺经脉、经筋等方法。

（1）毛刺

1）部位：督脉、足太阳经、足少阴经等腰部、下肢经脉皮肤。

2）刺法：①镵针毛刺：督脉、足太阳经、足少阴经等腰部、下肢经脉皮肤镵针循经毛刺，每隔20～30mm选一针刺点，腰部要密集，以不出血为度，1日1次，7日1个疗程。②皮内针毛刺：腰骶部色泽改变处皮内针毛刺，然后固定，每次5～7点，留针3～5日，下次另外选点，也可选已针刺部位。③梅花针毛刺：腰骶、下肢疼痛处皮肤梅花针扣刺，以局部皮肤潮红为度，病重者也可微似出血，加拔火罐，1日1次。④毫针毛刺：也可辨证分经，随经选取足太阳、督脉等腧穴，毫针平刺，1日1次。

（2）半刺

1）部位：腰骶部。

2）刺法：久病患者腰骶部寻找反应点，褐色、红色等反应点镵针半刺，也可专用挑刺针挑刺，以挑断白色纤维状物为度，可有少量出血，也可加拔火罐，辅料覆盖，每次3～5个点，7日1次。

（3）络刺

1）部位：下肢血络，以腘窝及上下为主。

2）刺法：下肢血络锋针点刺，只刺血络外壁即可，多个血络，依次点刺，让其瘀血充分外流，也可加拔火罐8～10min，3～5日1次，2～3次即可。

（4）赞刺

1）部位：腰部、下肢压痛点。

2）刺法：腰部、下肢压痛点锋针浅表密集点刺放血，加拔火罐8～10min，2～3日1次。

## 七、腰椎间盘突出症

### （一）概述

腰椎间盘突出症是腰椎间盘髓核、纤维环及软骨板等有不同程度的退行性改变，在外力等因素的作用下，椎间盘的纤维环破裂，髓核从破裂之处突出、脱出于后方、椎管内，导致脊神经根等遭受刺激、压迫，从而产生腰部疼痛，一侧下肢或双下肢麻木、疼痛等一系列临床症状。腰椎间盘突出症以 $L_{4,5}$、$L_5S_1$ 发病率最高，约占95%，属于腰痛、痹证等范畴。

### （二）病因病机

腰椎间盘突出症由于外伤、劳损瘀血内停，阻滞经络，使经络运行不通，或卫外不固，外邪入侵，循经络侵袭于腰部经络，气血阻滞不通，不通则痛，或正气不足，经络空虚，经脉失养，经脉不通，经筋拘急、紧张、痉挛，突然或持久挤压椎间盘使之脱出而致腰腿疼痛、麻木等。本病病位在经络，主要是足太阳、少阳、督脉等经络受病，但有所侧重，以足太阳经、督脉为主，可为单纯经脉病，或经筋病，或络脉病，可为经脉、经筋、络脉同时涉及。

### （三）诊断

#### 1. 西医诊断

青壮年多发，男性多于女性，常有腰部外伤史。

#### （1）腰痛

腰痛为腰椎间盘突出症最常见的症状，95% 以上患者都有腰痛，为突出椎间盘刺激外层纤维环、后纵韧带的窦椎神经所致，腰痛可出现在腿痛之前，也可出现在腿痛之中或之后，腰痛主要在下腰部或腰骶部，疼痛性质多为慢性钝痛，也可急性剧痛，腰痛活动加重，休息减轻。

#### （2）坐骨神经痛

80% 多腰椎间盘突出症出现坐骨神经痛，疼痛的性质常为麻痛、针刺样痛、烧灼样痛、刀割样痛，疼痛程度差别较大，疼痛多为一侧，极少数表现为双侧，疼痛多起于臀部，向下放射，少数可出现由下向上放射，疼痛可因咳嗽、打喷嚏、大便而加重，严重者患者采取各种体位以减轻痛苦，如屈腰、屈髋、屈膝等使椎管容积增大，坐骨神经因松弛而疼痛减轻。

腹股沟痛、大腿前内侧痛：高位腰椎间盘突出使 $L_{1,2,3}$ 神经根受累而出现相应神经分布区腹股沟、大腿前内侧痛，但较少。下位腰椎间盘突出症由于刺激了交感神经也可引起下腹部、大腿前内侧、会阴部疼痛。

#### （3）间歇性跛行

患者行走一定距离后感腰腿部疼痛、麻木无力加重，无法行走，取坐位或蹲位后，症状缓解或消失，可继续行走，为间歇性跛行，由于行走时椎管内受阻的静脉丛逐渐充血，加重了神经根的充血和受压程度，症状加重，坐位或蹲位容积扩大，静脉血流畅通，症状减轻，部分腰椎间盘突出症椎管狭窄可出现间歇性跛行。

（4）下肢麻木、发凉

部分腰椎间盘突出症可出现患肢麻木，且与神经分布区一致，为突出椎间盘压迫或刺激了神经根本体感觉和触觉纤维所致。也可出现患肢发凉，为突出的椎间盘组织刺激了椎旁的交感神经纤维或窦椎神经的交感神经纤维，反射性地引起了下肢血管收缩所致。

（5）下肢肌力减弱

腰椎间盘突出症压迫神经根严重或时间过久，可引起该神经根分布区域肌力减弱，甚则肌肉瘫痪等。

（6）马尾神经综合征

中央型或中央旁型腰椎间盘突出，巨大的突出物压迫平面以下马尾神经，出现马尾神经综合征，表现为肛门、尿道括约肌和性功能障碍，如会阴部麻木、便秘、排尿困难、二便失禁、阳痿等，也可见双侧严重坐骨神经痛。

（7）腰部畸形、活动受限、腰椎生理曲度变小或消失

为减轻突出髓核压迫神经，椎间隙后方张力、后纵韧带张力增加，是突出髓核部分回纳所致。腰椎侧弯，为骶棘肌痉挛，限制腰部活动，以减轻受压迫神经根的张力所致。腰椎活动受限，各方向活动都会受到不同程度的限制。

（8）压痛

腰椎间盘突出症并发神经根炎，出现椎旁 20～30mm 处压痛，棘突间、棘突上压痛、叩击痛，并可见沿神经走行向下肢放射痛。臀部、下肢后侧、外侧也可出现压痛。

（9）步态变化

突出症状较重时可出现拘谨姿态，前倾或跛行，常以双手扶腰，需扶拐或他人扶持才可行走。

（10）下肢肌肉萎缩

突出腰椎间盘压迫神经根，患肢不敢用力，引起下肢不同程度的肌肉

萎缩，肌力减弱，甚至踝关节、蹈趾失去背屈能力。

### （11）神经功能障碍

感觉神经障碍可出现下肢麻木、感觉减退，为腰椎间盘突出压迫神经所致，对腰椎间盘突出定位有一定意义。运动神经障碍，可出现肌力减弱，但对定位意义不大，因肌神经受多个神经根支配。反射功能障碍，腱反射减弱或消失，如 $L_{3-4}$ 椎间盘突出，膝反射减弱，$L_5S_1$ 椎间盘突出，跟腱反射减弱或消失。

### （12）特殊检查

直腿抬高试验阳性；

仰卧挺腹试验阳性；

屈颈试验阳性；

股神经牵拉试验阳性。

### （13）影像学检查

X 线片示腰椎生理曲度变直、侧弯、间隙变窄、双侧不等宽、椎间孔变小、骨质增生。CT 示腰椎间盘膨出、突出或脱出，神经根或硬膜囊受压、移位、腰椎管狭窄、黄韧带肥厚、侧隐窝狭窄等。MRI 示硬膜囊、脊髓、神经根受压等。

### 2. 辨证分经

腰椎间盘突出症症状多在腰部、臀部、下肢，为督脉、足三阳、足三阴的循行范围，根据症状而辨别经络分类可提高治疗效果。

1）督脉经病：腰背疼痛、僵硬、屈伸不利，腹肌紧张，腰部正中压痛等。

2）足太阳经病：临床最常见，腰、臀后部、下肢后侧疼痛，也可向患侧下肢、脚放射，患肢麻木无力，腰、臀后部、下肢后侧压痛，活动受限或不利，严重者不敢活动。

3）足少阳经病：少见，腰痛，臀部疼痛，大腿外侧中线、小腿外侧疼痛，腰部可有歪斜，活动加重，小腿外侧麻木无力，腰部、患肢外侧压痛。

4）足阳明胃经病：较少见，腰痛，臀部痛，大腿外侧、小腿前外侧疼痛、麻木，腰部、臀外侧、患肢前外侧压痛，活动不灵。

5）足少阴肾经病：少见，腰痛，腹股沟内侧疼痛，小腿内侧后缘疼痛、麻木，腰部压痛，活动不利或受限，小腿内侧压痛。

6）足厥阴肝经病：少见，腰痛，活动时加重，腹股沟处疼痛，患肢内侧中线疼痛、麻木、压痛，痛重者不敢活动。

## （四）治疗

刺皮疗法选择性运用治疗新发或较轻者，有较好疗效，久病或较重腰椎间盘突出症可配合针刺经脉、经筋等，针刺能疏通经脉、缓解经筋的紧张、痉挛，消除异常力挤压，多能 2 ～ 3 周临床治愈，急性疼痛较重者卧床休息，恢复期、治愈后加强功能锻炼，以防复发。

**（1）毛刺**

1）部位：督脉、足太阳、足少阳、足少阴等下肢经脉皮肤。

2）刺法：①镵针毛刺：督脉、足太阳经、足少阳经、足少阴经等腰背骶部、下肢经脉皮肤镵针循经毛刺，每隔 20 ～ 30mm 选一针刺点，腰背骶部、小腿疼痛处要密集，腰背部双侧都要针刺，调节双侧之力，针刺以不出血为度，1 日 1 次，7 日 1 个疗程。②皮内针毛刺：腰背骶部、下肢皮肤色泽改变处、压痛点皮内针毛刺，以腰背部双侧为主，然后固定，每次 5 ～ 7 点，留针 3 ～ 5 日，下次另外选点，也可选已针刺部位。③梅花针毛刺：腰骶部、下肢等疼痛处皮肤梅花针扣刺，以局部皮肤潮红为度，病重者也可微似出血，加拔火罐，1 日 1 次。④毫针毛刺：也可辨证分经，随经选取足太阳经、少阳经、督脉等腧穴，毫针平刺，1 日 1 次。

**（2）半刺**

1）部位：腰背骶部。

2）刺法：病程较长者腰背骶部寻找反应点，褐色、红色等反应点镵针半刺，也可专用挑刺针挑刺，以挑断白色纤维状物为度，可有少量出血，也可加拔火罐，辅料覆盖，每次 3 ～ 5 个点，7 日 1 次。

**（3）络刺**

1）部位：下肢足太阳经、足少阳经、足少阴经等血络，以腘窝及上下为主。

2）刺法：下肢足太阳经、足少阳经、足少阴经等血络锋针点刺，只刺血络外壁即可，多个血络，依次点刺，让其瘀血充分外流，也可加拔火罐 8 ～ 10min，2 日 1 次，2 ～ 3 次即可。

**（4）赞刺**

1）部位：腰臀部、下肢后侧、外侧压痛点。

2）刺法：腰臀部、下肢后侧、外侧压痛点锋针浅表密集点刺放血，加拔火罐 8 ～ 10min，2 ～ 3 日 1 次。

**（5）瘢痕针刺**

1）部位：瘢痕局部尤其腰、腹部瘢痕。

2）刺法：毫针顺经脉走向沿皮刺，1 日 1 次，瘢痕较大，用长毫针或多针接力针刺疏通。也可用小针刀、微铍针顺经脉走向疏通，5 日 1 次。

## 八、腰椎管狭窄症

### （一）概述

腰椎管狭窄症，全称腰椎椎管狭窄综合征，是指各种原因引起腰椎椎管各径线缩短，压迫硬膜囊、脊髓或神经根，从而导致相应神经功能障碍的病证。静止或休息时常无症状，站立、行走一段距离后出现下肢疼痛、麻木、无力等症状，蹲下或坐下休息后缓解，方能继续行走，随病情加重，行走的距离越来越短，需休息的时间越来越长，多发于 40 岁以上的中老年人，属于腰痛、痹证等范畴。

### （二）病因病机

腰椎管狭窄由于外伤、劳损瘀血内停，阻滞经络，使经络运行不通，不通则痛，或正气不足，经络空虚，经脉失养，不荣则痛。本病病位在经络、筋骨，多是腰椎间盘突出症的进一步发展，影响了椎管内经络，出现神经功能失调，多为筋性原因，也有骨性原因，涉及足太阳、少阳、少阴、厥阴、督脉等经络受病，以足太阳经、督脉为主，多为经脉、经筋、络脉、骨同时涉及，经脉、经筋、络脉、骨同病、共病，以筋骨为主。

### （三）诊断

多为中老年人，男性多于女性，多见于 $L_5S_1$，偶尔发生于 $L_{4,5}$。

**1. 腰痛及腰腿痛**

大多数患者都有腰痛的病史，进而发展为从臀部向下肢的放射痛，站立、行走或活动后症状出现或加重，而坐位、腰椎前屈或蹲位时症状有缓解。

**2. 间歇性跛行**

患者步行一段距离后，下肢出现逐渐加重的沉重、腰酸、腿痛、下肢麻木、乏力，以致被迫改变姿势或停止行走，稍弯腰休息或蹲坐数分钟后症状缓解；再走一段距离后又出现相似症状，不得不重复休息后再走，行走距离越来越短，而休息时间越来越长，但骑车多正常，对本病的诊断具有重要意义。

**3. 神经体征**

直腿抬高试验少数为阳性。

**5. 影像检查**

1）X线片：正位常显示腰椎轻度侧弯，关节突间距离变小，有退行性改变。侧位片显示椎管中央矢状径变小，小于15mm就说明有狭窄的可能。脊髓造影正位片如出现有条纹状或须根状阴影，表示马尾神经根有受压现象，或全梗阻，如影柱呈节段性狭窄或中断，表示为多发性或全梗阻。

2）CT、MRI检查：硬膜囊和骨性椎二者大小比例改变，硬膜囊和神经根受压，硬膜外脂肪消失或减少，关节突肥大使侧隐窝和椎管变窄，三叶状椎管，弓间韧带、后纵韧带肥厚等。

### （四）治疗

腰椎管狭窄症为临床疑难病症，多难治愈，刺皮疗法选择性应用有一定疗效，多作为辅助疗法，配合针刺经脉、经筋、骨骼，多可避免手术，但要坚持2～4周治疗，尤其皮内针毛刺、镵针半刺。压痛等阳性反应明显者效果好，没有压痛等阳性反应，效果多不理想。

（1）毛刺

1）部位：督脉、足太阳经、足少阳经等腰背骶、下肢经脉皮肤。

2）刺法：①镵针毛刺：督脉、足太阳经、足少阳经等腰背骶、下肢经脉皮肤镵针循经毛刺，每隔20～30mm选一针刺点，腰骶部要密集，以不出血为度，1日1次，7日1个疗程。②皮内针毛刺：腰背骶部、下肢皮肤色泽改变处、压痛点皮内针毛刺，然后固定，每次5～7点，留针3～5日，下次另外选点，也可选已针刺部位。③梅花针毛刺：腰骶部、下肢等疼痛处皮肤梅花针扣刺，以局部皮肤潮红为度，病重者也可微似出血，加拔火罐，1日1次。④毫针毛刺：也可辨证分经，随经选取足太阳经、少阳经、督脉等腧穴，毫针平刺，1日1次。

（2）半刺

1）部位：腰背骶部。

2）刺法：腰背骶部寻找反应点，褐色、红色等反应点镵针半刺，也可专用挑刺针挑刺，以挑断白色纤维状物为度，可有少量出血，辅料覆盖，每次3～5个点，7日1次，需多次半刺。

（3）络刺

1）部位：下肢足太阳经、足少阳经血络，以腘窝及上下为主。

2）刺法：下肢足太阳经、足少阳经血络锋针点刺，只刺血络外壁即可，多个血络，依次点刺，让其瘀血充分外流，也可加拔火罐8～10min，3～5日1次，2～3次即可。

（4）赞刺

1）部位：腰臀部、下肢后侧、外侧压痛点。

2）刺法：腰臀部、下肢后侧、外侧压痛点锋针浅表密集点刺放血，加拔火罐8～10min，2～3日1次。

## 九、第三腰椎横突综合征

### （一）概述

第三腰椎横突综合征是以第三腰椎横突部疼痛为特征的慢性腰痛，多见于体型瘦长的青年人，属于腰痛、痹证等范畴。

### （二）病因病机

第三腰椎横突综合征由于第三腰椎横突最长，易于磨损，外伤、劳损瘀血内停，阻滞经络，使经络运行不通，或卫外不固，外邪入侵，循经络侵袭于腰部经络，气血阻滞，不通则痛，或正气不足，经络空虚，经脉失养，不荣则痛所致。本病病位在经脉、经筋，主要是足太阳、少阳等经络受病，但有所侧重，以足太阳经为主，可为单纯经脉病、或经筋病，或络脉病，可为经脉、经筋、络脉同病、共病。

### （三）诊断

1）病史：腰部有外伤史和劳损史。

2）症状：腰部酸痛或钝痛，多数为单侧，少数为双侧。以腰部慢性间歇性的酸痛乏力为主，部位较广泛，疼痛可达臀部及大腿前方。

3）检查：第三腰椎横突外缘，相当于第三腰椎棘突旁40mm处有明显压痛，并可触及条索状或结节状物，有弹响感。

X线平片可见第三腰椎横突较长。

### （四）治疗

第三腰椎横突综合征刺皮较轻者可以治愈，较重者也有较好疗效，也可配合针刺经脉、经筋等。

#### （1）毛刺

1）部位：督脉、足太阳经、足少阳经等腰部下肢经脉皮肤。

2）刺法：①镵针毛刺：督脉、足太阳经、足少阳经等腰部、下肢经脉皮肤镵针循经毛刺，每隔 20 ～ 30mm 选一针刺点，以不出血为度，1 日 1 次，7 日 1 个疗程。②皮内针毛刺：腰背部皮肤色泽改变处、压痛点皮内针毛刺，然后固定，每次 5 ～ 7 点，留针 3 ～ 5 日，下次另外选点，也可选已针刺部位。③梅花针毛刺：腰部等疼痛处皮肤梅花针扣刺，以局部皮肤潮红为度，病重者也可微似出血，加拔火罐，1 日 1 次。

**（2）半刺**

1）部位：腰背部。

2）刺法：顽固者腰背部寻找反应点，褐色、红色等反应点镵针半刺，也可专用挑刺针挑刺，以挑断白色纤维状物为度，可有少量出血，辅料覆盖，每次 3 ～ 5 个点，7 日 1 次。

**（3）络刺**

1）部位：下肢足太阳经血络，以腘窝及上下为主。

2）刺法：下肢足太阳经血络锋针点刺，只刺血络外壁即可，让其瘀血充分外流，也可加拔火罐 8 ～ 10min，3 ～ 5 日 1 次，2 ～ 3 次即可。

**（4）赞刺**

1）部位：腰臀部压痛点。

2）刺法：腰臀部压痛点锋针多点点刺浅表放血，加拔火罐 8 ～ 10min，2 ～ 3 日 1 次。

## 十、股骨头缺血坏死症

### （一）概述

股骨头缺血性坏死症，又名股骨头无菌性坏死，是股骨头骨骺坏死，死骨吸收后为肉芽组织所代替，最后股骨头失去原有的密度而塌陷成扁平畸形，韧带中心之血管多呈闭锁不通病理变化而出现的髋部及周围疼痛、僵硬、活动受限的病证，当属骨蚀、骨痿、骨痹等范畴。

## （二）病因病机

股骨头缺血坏死症由于外伤、劳损、饮酒、过用激素等阻滞经络，使经络运行不通，不通则痛，或正气不足，经络空虚，经脉、筋骨失养，不荣则痛所致。本病病位在经络，涉及足三阴经、足三阳经等经络，早期可为单纯经脉病，或经筋病，或络脉病，中后期以骨表现为主，骨表现为股骨头、髋臼的瘀滞和股骨头的骨蚀骨萎，同时也有经脉、经筋、络脉的改变，多为经脉、经筋、络脉、骨同时涉及，经脉、经筋、络脉、骨同病、共病。

## （三）诊断

### 1. 西医诊断

1）病史：髋部有明显外伤史、激素类药物使用史、长期酗酒史。有遗传、发育、代谢等病史。

2）症状：①疼痛：髋部周围疼痛，可为间歇性或持续性，早期疼痛开始为隐痛、钝痛、间歇痛，活动增多疼痛加重，休息可以缓解或减轻，疼痛逐渐加重呈持续性，疼痛多为针刺样、钝痛或酸痛不适等，常向腹股沟区、大腿内侧、臀后侧、膝内侧放射，并有该区麻木感，有的膝痛为主要症状。晚期股骨头塌陷、碎裂、变形，有的可造成髋关节半脱位，疼痛与髋关节活动、负重有直接关系。活动时关节内因骨性摩擦而疼痛，静止时头臼之间不发生摩擦，疼痛不明显。即行走、活动疼痛加重，动则即痛，静则痛止或减轻。②压痛：腹股沟、股骨大转子上、大转子内上、大转子下局部深压痛，内收肌起止点压痛，关节僵硬与活动受限：患髋关节屈伸不利、下蹲困难、不能久站、行走鸭子步，早期外展、外旋活动受限明显。③跛行：为进行性短缩性跛行，由于髋痛及股骨头塌陷，或晚期出现髋关节半脱位所致，早期往往出现短缩性跛行，儿童更为明显。

3）体征：患肢外展、外旋或内旋活动受限，缩短，肌肉萎缩，可有半脱位体征。4字实验（+）：患肢屈髋膝，与对侧大腿成"4"字，骶髋关节疼痛为（+）。

托马斯征（+）：又称髋关节屈曲挛缩试验，患者取仰卧位，充分屈曲健侧髋膝使大腿贴近腹壁，并使腰部贴于床面，若患肢自动抬高屈膝离开床面或迫使患肢与床面接触则腰部前凸时，称托马斯征阳性。

艾利斯征（＋）：仰卧屈膝，两膝不等高为（＋）。

4）影像检查：

1）X线表现：骨纹理细小或中断，股骨头囊性变、硬化、扁平或塌陷。

2）CT：较X线片可以早期发现微小的病灶和鉴别是否有骨塌陷存在及其延伸的范围，初级压力骨小梁和初级张力骨小梁的内侧部分相结合形成一个明显的骨密度增强区，在轴位像上呈现为放射状的影像，称之为星状征，是早期骨坏死的诊断依据。晚期轴位CT扫描中可见中间或边缘的局限的环形的密度减低区。

3）磁共振成像（MRI）：是一种有效的非创伤性的早期诊断方法，它对骨坏死有明显的敏感性和特异性，较CT更能早期发现病变，能区分正常的、坏死的骨质和骨髓，以及修复区带，$T_1$ 和 $T_2$ 加权像中坏死的骨质与骨髓都有高信号强度，而关节软骨下骨质表现为黑暗的条纹，形成有波状或锯齿状图形。

## 2. 辨证分经

股骨头缺血坏死症症状多在髋部、臀部、大腿，为足三阳、足三阴的循行范围，根据疼痛、压痛部位等而辨别经络分类可提高治疗效果。

1）足太阴经病：髋痛，腹股沟外侧疼痛，膝前内侧疼痛，髋部、腹股沟外侧压痛，活动不利或受限，大腿内侧前缘压痛。

2）足厥阴经病：髋痛，活动时加重，腹股沟处疼痛，患肢内侧中线疼痛、压痛，收肌结节前部压痛，痛重者不敢活动。

3）足少阴经病：髋痛，腹股沟内侧疼痛，髋部压痛，活动不利或受限，大腿内侧后缘、收肌结节后部压痛。

4）足阳明经病：髋痛，臀部痛，大腿前外侧痛，膝前外侧疼痛，髋部、臀外侧、患肢前外侧压痛，活动不灵。

5）足少阳经病：髋痛，臀部疼痛，大腿外侧中线大转子下疼痛，股骨大转子上、内上、下、大腿外侧压痛。

6）足太阳经病：髋、臀后部、大腿后侧疼痛，髋、臀后部、大腿后侧压痛，活动受限或不利。

## （四）治疗

股骨头缺血坏死症为临床疑难病症，刺皮选择性运用有一定疗效，可配合针刺经脉、经筋、骨等，病程较长，要坚持一年以上针刺治疗，治疗期间要忌酒、少负重。

**（1）毛刺**

1）部位：督脉、足三阳经、足三阴经等下肢经脉皮肤。

2）刺法：①镵针毛刺：根据患者症状辨证分经，督脉、足三阳经、足三阴经等腰臀部、髋部、下肢经脉皮肤镵针循经毛刺，每隔20～30mm选一针刺点，髋前后部、病变主要经脉要密集，以不出血为度，1日1次，7日1个疗程。②皮内针毛刺：腰骶部、髋部、大腿皮肤色泽改变处、压痛点皮内针毛刺，然后固定，每次5～7点，留针3～5日，下次另外选点，也可选已针刺部位。③梅花针毛刺：腰骶部、髋部、大腿等疼痛处皮肤梅花针扣刺，髋部后侧、外侧、前侧、内侧、腹股沟及上下，以局部皮肤潮红为度，病重者也可微似出血，可加拔火罐，1日1次。④毫针毛刺：也可辨证分经，随经选取足三阴、三阳经腧穴，毫针平刺，1日1次。

**（2）半刺**

1）部位：腰部、臀部、髋部。

2）刺法：腰部、臀部、髋部寻找反应点，褐色、红色等反应点镵针半刺，也可专用挑刺针挑刺，以挑断白色纤维状物为度，可有少量出血，辅料覆盖，每次3～5个点，7日1次，要坚持治疗。

**（3）络刺**

1）部位：下肢足三阳经、足三阴经血络，以腘窝及上下为主。

2）刺法：下肢足三阳经、足三阴经血络锋针点刺，只刺血络外壁即可，多个血络，依次点刺，也可加拔火罐 8～10min，7～10 日 1 次。

（4）赞刺

1）部位：腰部、臀部、髋部压痛点。

2）刺法：腰部、臀部、髋部压痛点锋针浅表密集点刺放血，加拔火罐 8～10min，2～3 日 1 次。

# 十一、增生性膝关节炎

## （一）概述

增生性膝关节炎也称膝关节骨质增生症，又叫退行性膝关节炎，是一种主要改变为膝关节软骨面的退行性变和继发性的骨质增生而导致膝关节疼痛、活动加重等的慢性膝关节疾病，属于痹证、老寒腿等范畴，为中老年常见病、多发病。

## （二）病因病机

增生性膝关节炎由于外伤、劳损、受凉等阻滞经络，使经络运行不通，不通则痛，或正气不足，经络空虚，经脉、筋骨失养，不荣则痛所致。本病病位在经络，涉及足三阴经、足三阳经等经络，以足太阴经、足阳明经为主，可为单纯经脉病，或经筋病，或络脉病，为增生性膝关节炎的早期表现，中后期以骨表现为主，骨表现为膝关节各骨的结构、形态发生变化、髌骨和胫骨头的骨质增生，同时也有经脉、经筋、络脉的异常表现，多为经脉、经筋、络脉、骨同时涉及，经脉、经筋、络脉、骨同病、共病。

## （三）诊断

### 1. 西医诊断

增生性膝关节炎为中老年常见病，女性多于男性，肥胖者、重体力劳动者多发。

### （1）膝痛

膝痛为增生性膝关节炎最常见的就诊症状，疼痛可轻可重，轻者仅有点酸楚不适，也可出现酸痛，重者可因疼痛而影响睡眠，甚至彻夜难眠，可呈酸痛、冷痛、胀痛、刺痛、跳痛等，极少数也可出现热痛，初始活动时疼痛，上下楼加重，下蹲更为明显，疼痛多在阴雨天或受凉时加重，重者可为持续性，疼痛部位多位于髌下、髌骨内侧等。

（2）压痛

增生性膝关节炎皆有压痛，甚至没有出现疼痛或疼痛不明显时也可出现压痛，压痛多位于髌骨内下、髌下、髌内，也可位于髌骨外下、髌上、外上等，较重者可位于膝内侧关节间隙、腘窝、大腿、小腿前后侧、内外侧，部分腰臀部，甚至上背部压痛，压痛可以较轻，也可疼痛较重、拒按。髌骨活动时或有摩擦感时压痛较为明显。压痛不明显时可向下、内外推髌骨，在髌骨周缘内侧可有压痛，以下缘为多。

（3）肿胀

增生性膝关节炎多没有肿胀，尤其是症状较轻者或者初期，较重者或者后期由于滑膜炎症增生，产生积液，引起关节肿胀，也可由于髌下脂肪的炎症而出现肿胀。肿胀可出现在局部，如在髌骨内下，也可整个膝关节肿胀，肿胀可以较轻，也可比较明显，甚至按压有波动感。

（4）变形

增生性膝关节炎较轻者多没有变形，年老、后期可出现内外翻变形，关节呈"O"型腿、"K"型腿等，以"O"型腿多见。滑囊有炎症，可出现肿胀变形，股四头肌萎缩可出现萎缩变形，膝关节由于屈伸活动受限而出现走路变形或呈跛行。

（5）功能障碍

增生性膝关节炎时间较长者可下蹲困难，或不能下蹲，较重者可因疼痛而不敢行走、上下楼，髌骨活动范围变小，膝关节屈伸受限。

（6）摩擦感

增生性膝关节炎活动髌骨，可出现髌骨与股骨髁的摩擦感，并发出摩擦音。屈伸膝关节时出现，伸直下肢髌骨在股骨上活动时也可出现。

（7）活动弹响

增生性膝关节炎活动可有弹响声，弹响声可出现在早期疼痛不明显者，也可出现在后期疼痛较重者，响声出现在膝关节屈伸活动中。

（8）晨僵

晨起后开始活动、长时间行走、剧烈运动或久坐起立开始走时膝关节疼痛僵硬，稍活动后好转，增生性膝关节炎晨僵一般不超过半小时。

（9）膝部试验

髌骨研磨试验阳性。浮髌试验多阴性，有关节积液者阳性。

（10）实验室检查

血、尿常规一般都在正常范围。关节滑液检查可见白细胞增多，偶尔见红细胞，血沉正常，抗"O"及类风湿因子阴性，关节液为非炎性。

（11）影像检查

1）X光片：关节间隙不均匀狭窄，内侧狭窄多较明显，髁间嵴变尖、髌骨后缘和外侧缘增生形成骨刺，上下两极增生较重，关节边缘骨赘逐渐增大，皮质下骨质囊性变，较重者可出现内、外翻畸形等。

2）MRI检查：膝关节MRI能显示骨性关节炎的关节软骨、半月板、韧带、滑膜、游离体及骨质的改变。

2. 辨证分经

增生性膝关节炎症状在下肢膝关节及其附近，为足三阳、足三阴的循行范围，根据症状而辨别经络分类可提高治疗效果。

1）足太阴经病：最常见且最早出现，膝内侧偏前疼痛、肿胀，压痛明显，疼痛较重者可上下牵扯，影响功能活动，此处多为增生性膝关节炎最初发病部位，也多为发病过程中膝部疼痛最重或较重部位，也是涉及上下范围最长者，膝关节变形也多从此处开始。

2）足厥阴经病：膝内侧偏后疼痛，活动时加重，腹股沟处疼痛，痛重者不敢活动，膝内侧压痛，偶尔出现。

3）足少阴经病：膝关节内后侧疼痛、压痛，可有肿胀，活动不利或受限，可牵扯小腿内侧后缘疼痛。

4）足阳明经病：较常见，膝部外侧前缘、髌骨外下缘、外缘、外上缘疼痛、压痛，局部可有肿胀，活动不灵，可上下牵扯。

5）足太阳经病：患膝后侧疼痛，也可向患肢上、下牵扯，甚至至腰背部，膝后腘窝压痛，活动受限或不利，下蹲困难或不能下蹲，严重者不敢活动。

6）足少阳经病：膝部外侧中线疼痛，局部也可有压痛，为足三阳经较少发病者。

临床上，早期可为一经病，中、后期多为一经为主，二经或多经并病，足三阴经发病多于足三阳经，故内侧较外侧多且重，足三阴经病以足太阴经病为多为重，足三阳经病以足阳明经病为多。

### （四）治疗

增生性膝关节炎早期刺皮，有较好疗效，症状较重或晚期关节变形者，刺皮也可较快缓解症状，也可配合针刺经脉、经筋、骨等，要加强膝部的等张锻炼、少受凉、负重。

（1）毛刺

1）部位：足三阳经、足三阴经等下肢、腰背经脉皮肤。

2）刺法：①镵针毛刺：根据患者症状辨证分经，选择足三阳经、足三阴经等下肢、腰背经脉皮肤镵针循经毛刺，每隔 20 ～ 30mm 选一针刺点，膝部、足太阴经、足阳明经要密集，以不出血为度，1 日 1 次，7 日 1 个疗程。②皮内针毛刺：腰骶部、膝部、大腿、小腿前、外、内侧皮肤色泽改变处、压痛点皮内针毛刺，然后固定，每次 5 ～ 7 点，留针 3 ～ 5 日，下次另外选点，也可选已针刺部位。③梅花针毛刺：腰骶部、膝部、大腿、小腿前、外、内侧等疼痛处皮肤梅花针扣刺，以局部皮肤潮红为度，病重者也可微似出血，加拔火罐，1 日 1 次。④毫针毛刺：也可辨证分经，随经选取足太阴、阳明等经腧穴，毫针平刺，1 日 1 次。

（2）半刺

1）部位：腰部、臀部。

2）刺法：久病患者腰部、臀部寻找反应点，褐色、红色等反应点镵针半刺，也可专用挑刺针挑刺，以挑断白色纤维状物为度，可有少量出血，辅料覆盖，每次 3～5 个点，7 日 1 次。

**（3）络刺**

1）部位：下肢足三阳经、足三阴经血络，以腘窝及上下为主。

2）刺法：下肢足三阳经、足三阴经血络锋针点刺，只刺血络外壁即可，多个血络，依次点刺，让其瘀血充分外流，也可加拔火罐 8～10min，3～5 日 1 次，2～3 次即可。

**（4）赞刺**

1）部位：臀部、大腿、膝部、小腿等压痛点。

2）刺法：臀部、大腿、膝部、小腿压痛点锋针浅表多点点刺放血，加拔火罐 8～10min，2～3 日 1 次。

## 十二、慢性膝关节滑囊炎

### （一）概述

慢性膝关节滑囊炎是指膝关节附近的滑囊发生了炎症，急性期过后，膝关节长期疼痛、肿胀，时轻时重，缠绵难愈，反复发作的病证。属于痹证范畴。

### （二）病因病机

慢性膝关节滑囊炎由于外伤、劳损、受凉等阻滞经络，使经络运行不通、水湿郁滞、聚集于膝所致膝部疼痛、肿胀。本病病位在经络，是足三阴经、足三阳经等经络受病，以足太阴经、足阳明经为主，可为单纯经脉病，或经筋病，或络脉病，可为经脉、经筋、络脉同时涉及，经脉、经筋、络脉同病、共病，久病者多伴有增生性膝关节炎。

### （三）诊断

1）病史：多有损伤史。

2）症状：主要表现膝关节肿胀、疼痛、发软、活动受限，肿胀持续不退，反复发作，不敢下蹲，活动增多加重，休息后减轻，久病者，可扪到膝关节囊肥厚感。

3）体征：膝部压痛，有波动感。浮髌试验多阳性。

4）检查：血液检查：无异常。

核磁共振（MRI）：观察滑囊等软组织的病变。

超声：使用声波构建体内组织的图像，观察受累滑囊的肿胀。

## （四）治疗

慢性膝关节滑囊炎易反复发作、缠绵难愈，刺皮疗法选择性运用有一定疗效，可配合针刺经脉、经筋，顽固性患者需要针刺骨等，要避免爬山、上下楼等膝部活动，要加强膝部的等张锻炼。

**（1）毛刺**

1）部位：足三阳经、足三阴经等下肢、腰背经脉皮肤。

2）刺法：①镵针毛刺：足三阳经、足三阴经等下肢、腰背经脉皮肤镵针循经毛刺，每隔 20～30mm 选一针刺点，足太阴经、足阳明经要密集，以不出血为度，1 日 1 次，7 日 1 个疗程。②皮内针毛刺：腰骶部、膝部、大腿、小腿皮肤色泽改变处、压痛点皮内针毛刺，然后固定，每次 5～7 点，留针 3～5 天，下次另外选点，也可选已针刺部位。③梅花针毛刺：腰骶部、膝部、大腿、小腿等疼痛处皮肤梅花针扣刺，以局部皮肤潮红为度，病重者也可微似出血，加拔火罐，1 日 1 次。④毫针毛刺：也可辨证分经，随经选取足太阴、阳明等经腧穴，毫针平刺，1 日 1 次。

**（2）半刺**

1）部位：腰部、臀部。

2）刺法：用于治疗和防止复发，腰部、臀部寻找反应点，褐色、红色等反应点镵针半刺，也可专用挑刺针挑刺，以挑断白色纤维状物为度，可有少量出血，辅料覆盖，每次 3～5 个点，7 日 1 次。

**（3）络刺**

1）部位：下肢足三阳经、足三阴经血络，以腘窝及上下为主。

2）刺法：下肢足三阳经、足三阴经血络锋针点刺，只刺血络外壁即可，多个血络，依次点刺，让其瘀血充分外流，也可加拔火罐8～10min，3～5日1次，2～3次即可。

**（4）赞刺**

1）部位：臀部、背部、腰部大腿、膝部、小腿等压痛点。

2）刺法：臀部、背部、腰部大腿、膝部、小腿压痛点锋针浅表多点点刺放血，加拔火罐8～10min，2～3日1次。

## 十三、腓总神经损伤

### （一）概念

腓总神经损伤是外伤、劳损等所致腓总神经损伤引起的足下垂，走路呈跨越步态，踝关节不能背伸及外翻，足趾不能背伸，小腿外侧及足背皮肤感觉减退或缺失，胫前及小腿外侧肌肉萎缩等的病证，属于痿证范畴。

### （二）病因病机

腓总神经损伤由于外伤、劳损等瘀血内停，阻滞经络，使经络运行不通，局部气血不达，筋脉失养而致小腿前外侧、足背麻木、无力。本病病位在经络，主要是足少阳经、足阳明经，涉及足厥阴经、足太阳经，可为单纯经脉病，或经筋病，或络脉病，多为经脉、经筋、络脉同时涉及，经脉、经筋、络脉同病、共病。

### （三）诊断

1）病史：多有外伤、劳损史。

2）症状：①足下垂，走路呈跨越步态；②踝关节不能背伸及外翻，足趾不能背伸；③小腿外侧及足背皮肤感觉减退或缺失；④胫前及小腿外侧肌肉萎缩。

3）检查：肌电图及神经传导速度有异常，电生理检查患侧腓总神经传导速度减慢，波幅下降，F 波或 H 反射潜伏期延长；SEP 潜伏期延长，波幅下降，波间期延长；腓总神经支配肌肉的肌电图检查多为失神经电位，而健侧正常。

### （四）治疗

腓总神经损伤刺皮疗法选择性运用越早越好，以消除局部瘀血，疏通经脉，也可配合针刺经脉、经筋等其他组织，同时加强功能锻炼。

**（1）毛刺**

1）部位：足阳明经、足少阳经、足太阳经等下肢经脉皮肤。

2）刺法：①镵针毛刺：足阳明经、足少阳经、足太阳经等下肢经脉皮肤镵针循经毛刺，每隔 20～30mm 选一针刺点，膝腘及以下要密集，以不出血为度，1 日 1 次，7 日 1 个疗程。②皮内针毛刺：膝腘、小腿、足前侧、外侧皮肤色泽改变处皮内针毛刺，然后固定，每次 5～7 点，留针 3～5 天，下次另外选点，也可选已针刺部位。③梅花针毛刺：膝腘、小腿、足前侧、外侧等麻木、无力处皮肤梅花针扣刺，以局部皮肤潮红为度，1 日 1 次。④毫针毛刺：也可辨证分经，随选取足阳明、少阳等经腧穴，毫针平刺，1 日 1 次。

**（2）半刺**

1）部位：腰臀部。

2）刺法：久病患者偶尔运用，腰臀部寻找反应点，褐色、红色等反应点镵针半刺，也可专用挑刺针挑刺，以挑断白色纤维状物为度，可有少量出血，辅料覆盖，每次 3～5 个点，7 日 1 次。

**（3）络刺**

1）部位：下肢足太阳经、足少阳经、足阳明经血络，以腘窝及上下为主。

2）刺法：适于早期患者，下肢足太阳经、足少阳经、足阳明经血络锋针点刺，只刺血络外壁即可，多个血络，依次点刺，让其瘀血充分外流，3 日 1 次，2～3 次消除局部瘀血即可。

（4）赞刺

1）部位：腘窝、小腿、足、前外侧。

2）刺法：腘窝、小腿、足、前外侧锋针浅表多点点刺放血，可加拔火罐 8～10min，2～3日1次。

## 十四、踝关节扭伤

### （一）概述

踝关节扭伤是踝关节超过正常活动度引起关节周围软组织如关节囊、韧带、肌腱等发生撕裂伤而出现的疼痛、肿胀、皮肤瘀斑的病证。属于伤筋范畴。

### （二）病因病机

踝关节扭伤由于外伤、劳损等血溢脉外，瘀血阻滞经络，使经络运行不通，不通则痛所致。以外踝为多，本病病位在经络，涉及是足少阳经、足太阴经、足太阳经、足阳明经、足少阴经、足厥阴经等，以足少阳经为主，可为单纯经脉病，或经筋病，或络脉病，多为经脉、经筋、络脉同时涉及。

### （三）诊断

1）病史：急性或慢性踝关节扭伤史，初次扭伤或反复扭伤，外踝多见。

2）症状：局部疼痛，尤以内、外翻活动及行走时疼痛明显，踝关节被动内、外翻并跖屈时，局部疼痛剧烈。局部多不肿胀，或轻度肿胀。急性轻者可见局部肿胀，重者则整个踝关节均肿胀，皮下瘀血明显，尤其是在伤后2～3日，皮下瘀血青紫更为明显，主要表现为跛行，走路时患足不敢用力着地，踝关节活动受限。

3）体征：外踝前下方、下方、踝前方、内踝下等压痛。

4）影像学检查：X片踝关节正位、侧位排除踝关节骨折。

MRI确定韧带损伤的情况、关节囊及关节软骨损伤的情况。

## （四）治疗

踝关节扭伤急性期或较轻者刺皮有较快、较好疗效，久病患者需要配合针刺经脉、经筋，治疗期间要少活动。

**（1）毛刺**

1）部位：踝部足三阴经、足三阳经皮肤。

2）刺法：①镵针毛刺：足三阴经、足三阳经踝部、小腿压痛点皮肤镵针循经毛刺，每隔 20～30mm 选一针刺点，损伤踝部要密集，以不出血为度，1 日 1 次，7 日 1 个疗程。②皮内针毛刺：踝部皮肤色泽改变处、压痛点皮内针毛刺，然后固定，每次 5～7 点，留针 3～5 日，下次另外选点，也可选已针刺部位。③梅花针毛刺：踝部疼痛处皮肤梅花针扣刺，以局部皮肤潮红为度，病重者也可微似出血，加拔火罐，1 日 1 次。

**（2）络刺**

1）部位：踝部及上下血络、瘀斑。

2）刺法：踝部及上下血络锋针点刺，只刺血络外壁即可，多个血络，依次点刺，让其瘀血充分外流；瘀斑锋针点刺出血，也可加拔火罐 8～10min，早期 1 日 1 次，中后期 3 日 1 次。

**（3）赞刺**

1）部位：踝部瘀斑处、压痛点。

2）刺法：踝部瘀斑处、压痛点锋针浅表多点点刺放血，可加拔火罐 8～10min，2～3 日 1 次。

## 十五、跟痛症

### （一）概述

跟痛症是多种慢性疾患所致的足跟跖面疼痛，步行或站立时疼痛加重的病证，常见于中老年人，特别是 45～60 岁发病最多。

## （二）病因病机

跟痛症由于劳损、受凉等阻滞经络，使经络运行不通，不通则痛，或老年体虚，经脉、经筋、筋骨失养，不荣则痛所致。本病病位在经络，主要是足少阴经、足太阳经等经络受病，可为单纯经脉病，或经筋病，或络脉病，多为经脉、经筋、络脉同时涉及，经脉、经筋、络脉同病、共病。

## （三）诊断

1）症状：足跟跖面疼痛，步行或站立时疼痛加重，疼痛轻者走路或久站后疼痛，重者足跟肿胀不能站立或行走，疼痛甚至涉及小腿后侧。

2）体征：足跟压痛，用手指触压疼痛剧烈，可有肿胀，小腿后侧可有压痛。

3）辅助检查：X 光侧位片跟骨增生，或正常。

## （四）治疗

跟痛症较轻者刺皮，多有较好疗效，顽固性患者需要配合针刺骨、经脉、经筋等同时治疗。

**（1）毛刺**

1）部位：小腿后侧、内侧皮肤，部分与腰臀、大腿后侧有关。

2）刺法：①镵针毛刺：小腿后侧、内侧、足根内外侧足少阴经、足太阳经皮肤镵针循经毛刺，大腿后侧有压痛者也要毛刺，每隔 20～30mm 选一针刺点，腿肚压痛处要密集，以不出血为度，1 日 1 次，7 日 1 个疗程。②皮内针毛刺：小腿后侧、内侧、足跟内外侧皮肤色泽改变或压痛处皮内针毛刺，然后固定，每次 5～7 点，留针 3～5 日，下次另外选点。③梅花针毛刺：小腿后侧、内侧压痛处皮肤梅花针扣刺，以局部皮肤潮红为度，加拔火罐，1 日 1 次。

**（2）络刺**

1）部位：小腿后侧、内侧、踝内侧血络。

2）刺法：小腿后侧、内侧、踝内侧血络锋针点刺，只刺血络外壁即可，多个血络，依次点刺，让其瘀血充分外流，也可加拔火罐 8 ～ 10min，3 ～ 5 日 1 次大腿后侧，2 ～ 3 次即可。

（3）赞刺

1）部位：小腿后侧压痛点。

2）刺法：小腿后侧压痛点压痛点锋针浅表多点点刺放血，可加拔火罐 8 ～ 10min，2 ～ 3 日 1 次。

# 第二节　内科系统病证

## 一、头痛

### （一）概述

头痛又称头风，是指持续性的头部闷痛、压迫感、沉重感、紧箍感的统称，大部分患者为两侧头痛，多为两颞侧、后枕部及头顶部或全头部。任督二脉、手足三阳经、足厥阴肝经循行于头，与头痛有关，故头有"诸阳之会""清阳之府"之说，督脉为阳经之海，故与督脉关系密切，头痛为临床常见病、多发病。

### （二）病因病机

头痛由于受凉、七情内伤、劳倦等使瘀血、寒邪阻滞经络，经络运行不通，不通则痛，或正气不足，经络空虚，经脉失养，不荣则痛所致。本病病位在经络，主要是手足太阳、少阳、阳明、足厥阴、督脉等经络受病，以足太阳经、督脉、手足少阳、阳明等为主，初期可为单纯经脉病，或经筋病，或络脉病，多为经脉、经筋、络脉、骨同时涉及，经脉、经筋、络脉同病、共病。

### （三）诊断

1）病史：有疲劳、生气、失眠、焦虑、忧郁、受凉等病史。

2）症状：①疼痛：可呈胀痛、刺痛、冷痛、闷痛、压迫感、沉重感、疲劳、生气、失眠、焦虑、忧郁、受凉等诱发或加重，可伴有头晕、恶心、呕吐、烦躁易怒、心慌、气短、恐惧、耳鸣、失眠、多梦、颈部僵硬等。②头痛部位：两侧、后枕部、头顶部、前额或全头部。③程度：可以隐痛、微痛，也可剧痛。④时间：可呈阵发性，也可持续性。

3）头痛经脉分类：根据疼痛部位，进行辨证分经，为循经选穴治疗打下基础。①阳明头痛：疼痛部位在额角、眉棱、鼻根部。②少阳头痛：疼痛部位在头侧部。③太阳头痛：疼痛部位在后枕部，下连于项。④厥阴头痛：疼痛部位巅顶部，下连于目。

4）体征：两侧颞部、后枕部等多有压痛。

### （四）治疗

刺皮疗法选择性运用治疗头痛适于病在皮、经脉者，疗效较好，尤其是功能性头痛、颈椎病头痛等，即时就可缓解，远期也有较好疗效，对于深在筋、骨者，需配合其他针刺方法。

**（1）毛刺**

1）部位：①头后枕痛：足太阳经皮肤，以头颈背部为主。②头侧痛：手足少阳经皮肤，以头颈侧部为主。③额颅痛：手足阳明经皮肤，以头额部为主。④巅顶痛：足厥阴经皮肤，以巅顶部为主。⑤头正中痛：督脉皮肤，以头正中部为主。

2）刺法：①镵针毛刺：根据头痛部位辨证分经，选取所属经脉皮肤镵针毛刺，每隔20～30mm选一针刺点，头颈部可以密集些，以不出血为度，1日1次，7日1疗程。②皮内针毛刺：颈背部、额部皮肤色泽改变无毛发处、辨证选取腧穴皮内针毛刺，然后固定，每次5～7点，留针3～5日，下次另外选点。③梅花针毛刺：根据头痛部位辨证分经，选取所属经脉头颈部梅花针扣刺，以局部皮肤潮红为度，病重者也可微似出血，颈部可加拔火罐，1日1次。④毫针毛刺：也可辨证分经，随经选穴，毫针毛刺腧穴，1日1次。

（2）半刺

1）部位：颈背部。

2）刺法：适于病程较长、病情较重者头痛，根据头痛部位辨证分经，选取所属经脉颈部、上背部等寻找阳性反应点，头部有毛发，一般不选取，也可备皮后选取，褐色、红色反应点处等镵针半刺，以挑断白色纤维状物为度，可有少量出血，畏针者给予局麻药，辅料覆盖，每次3～5个点，7日1次。

（3）络刺

1）部位：①头后枕痛：后头部、颈部、小腿后侧血络。②头侧痛：头侧部、头颈结合侧部、上下肢外侧血络。③额颅痛：额面部、上下肢前外侧血络。④巅顶痛：下肢内侧血络。⑤头正中痛：督脉正中部血络。

2）刺法：根据头痛部位辨证分经，寻找所属经脉循行线上血络，锋针点刺放血，只刺血络外壁即可，也可加拔火罐8～10min，3日1次，2～3次即可。

（4）赞刺

1）部位：头颈部压痛点。

2）刺法：头颈部压痛点锋针浅表多点点刺放血，可加拔火罐8～10min，2～3日1次。

## 二、中风后遗症

### （一）概述

脑中风后遗症是由出血性脑中风（脑出血或蛛网膜下腔出血）、缺血性脑中风急性期治疗后遗留的半侧肢体运动障碍、麻木、偏盲、失语、记忆力下降、口眼歪斜、吞咽困难、呛食呛水、共济失调、头晕头痛等的病证，多发生于 50 岁以后，男性略多于女性。

### （二）病因病机

中风及后遗症由于七情、劳倦、饮食等使经络运行紊乱，营卫失常，清阳不升，脑失所养，浊阴不降，脑窍被扰所致，病情较轻者，只局限于经络，为中经络，病情较重者，影响心神，病及脏腑，为中脏腑，后遗症多涉及经脉、经筋、络脉等。本病病位在脑，影响督脉、手少阴、足少阴、厥阴、足太阳、手足少阳、阳明等经络，可为单纯经脉病，或络脉病，多为经脉、络脉同时涉及，经脉、络脉同病、共病。

### （三）诊断

脑中风后遗症的轻重，因患者发病轻重、体质和并发症而异。常见的后遗症表现如下：

1）出血性脑中风：①患侧肢体麻木、无力，活动困难或不能活动，口眼歪斜。②认知和精神：较大范围或多次复发的脑出血，可留有精神和认知障碍，如性格改变、消极悲观、抑郁寡欢、精神萎靡、易激动等。③言语障碍，说话不清或不流利。④吞咽不利。⑤其他症状：头痛、眩晕、恶心、失眠、多梦、注意力不集中、耳鸣、眼花、多汗、心悸、步伐不稳、颈项酸痛疲乏、无力、食欲不振、记忆力减退、痴呆、抑郁等。

2）缺血性脑中风：①偏瘫：一侧肢体肌力减退、活动不利或完全不能活动。常伴有同侧肢体的感觉障碍如冷热不知、疼痛不觉等，有时还可伴有同侧的视野缺损。②失语：运动性失语表现为患者能听懂别人的话语，但不能表达自己的意思。感觉性失语则无语言表达障碍，听不懂别人的话，也听不懂自己所说的话，表现为答非所问，命名性失语则表现为看到一件物品，能说出它的用途，但却叫不出名称。③精神和智力障碍：较大范围或多次复发，脑血栓后遗症可留有性格改变、消极悲观、抑郁寡欢、精神萎靡、易激动等。④其他症状：头痛、眩晕、恶心、失眠、多梦、注意力不集中、耳鸣、眼花、多汗、心悸、步伐不稳、颈项酸痛疲乏、无力、食欲不振、记忆力减退、不能耐受噪声等。

### （四）治疗

中风后遗症为刺皮疗法的适应证，也是优势病种，刺皮疗法选择性运用越早越好，急性发作即有较好疗效，中后期配合针刺经脉、经筋，甚至刺骨等，并配合功能锻炼。

**（1）毛刺**

1）部位：头部、颈背部等患侧肢体经脉皮肤。

2）刺法：①镵针毛刺：急性发作、后遗症皆可，越早越好，督脉、手少阴、足少阴、厥阴、足太阳、手足少阳、阳明等经脉头部、颈背部皮肤、患侧肢体经脉镵针循经毛刺，每隔 20～30mm 选一针刺点，头部、颈背部要密集，以不出血为度，1 日 1 次，7 日 1 个疗程。②皮内针毛刺：头部、颈背部、患侧肢体等经脉皮肤色泽改变处皮内针交替毛刺，然后固定，每次 5～7 点，留针 3～5 日，下次另外选点，也可选已针刺部位。③梅花针毛刺：头部、颈背部、患侧肢体等梅花针交替扣刺，以局部皮肤潮红为度，2～3 日 1 次。

**（2）半刺**

1）部位：颈背部。

2）刺法：病程较长者颈背部寻找反应点，褐色、红色等反应点镵针半刺，也可专用挑刺针挑刺，以挑断白色纤维状物为度，可有少量出血，畏针者可给予局麻药，辅料覆盖，每次 3～5 个点，7 日 1 次。

**（3）络刺**

1）部位：上下肢血络。

2）刺法：上下肢血络锋针点刺，只刺血络外壁即可，多个血络，依次点刺，让其瘀血充分外流，也可加拔火罐 8～10min，3～5 日 1 次，2～3 次即可。

（4）点刺

1）部位：头颈部、十二井穴。

2）刺法：头颈部、十二井穴锋针交替点刺放血，2～3日1次。

## 三、眩晕

### （一）概述

眩是指眼花或眼前发黑，晕是指头晕甚或感觉自身或外界景物旋转，二者常同时并见，故统称为眩晕。轻者闭目即止，重者如坐车船，旋转不定，不能站立，或伴有恶心、呕吐、汗出，甚则昏倒的病证，又称头眩、掉眩、冒眩、风眩等，为各种原因所致经脉不通、不畅，脑失所养所致。本病多见于现代医学中的内耳性眩晕（美尼埃病、晕动症等）、脑性眩晕（高血压、低血压、动脉硬化等）、神经官能症、贫血、颈椎病（椎动脉型、交感神经型）等病。

### （二）病因病机

眩晕由于七情、劳倦、饮食等使经络运行紊乱，营卫失常，清阳不升，脑失所养，浊阴不降，脑窍被蒙所致，病变涉及经络等，病变经络主要是督脉、足少阴、太阳、厥阴经等，手足少阳、阳明等经络也可导致，可为单纯经脉病、或经筋病，或络脉病，多为经脉、经筋、络脉同时涉及。

### （三）诊断

1）病史：多慢性起病，反复发作，逐渐加重史。也可见急性起病者。

2）症状：头晕目眩，视物旋转，轻者闭目即止，重者如坐车船，甚则仆倒。可伴有恶心呕吐，眼球震颤，耳鸣耳聋，汗出，面色苍白等。

3）检查：查血红蛋白、红细胞计数、测血压、作心电图、颈椎X线摄片、头部CT、MRI等项检查，有助于明确诊断。排除颅内肿瘤、血液病等。

### （四）治疗

眩晕刺皮选择性运用有较好疗效，尤其颈椎病、头部软组织损伤所致者，颅内血管异常所致也有疗效，顽固性患者需要配合针刺经脉、经筋、骨等。

（1）毛刺

1）部位：督脉、足少阴、足太阳、厥阴等经脉皮肤，以头部、颈背部为主。

2）刺法：①镵针毛刺：督脉、足少阴、足太阳、厥阴等经头部、颈背部、下肢皮肤镵针循经毛刺，每隔20～30mm选一针刺点，头部、颈背部要密集，以不出血为度，1日1次，7日1个疗程。②皮内针毛刺：颈背部、下肢等皮肤色泽改变处、压痛点皮内针毛刺，然后固定，每次5～7点，留针3～5日，下次另外选点，也可选已针刺部位。③梅花针毛刺：头部、颈背部、下肢等梅花针扣刺，以局部皮肤潮红为度，瘀血型也可微似出血，加拔火罐，1日1次。④毫针毛刺：也可辨证分经，随经选穴，毫针毛刺腧穴，1日1次。

（2）半刺

1）部位：颈背部。

2）刺法：病程较长、病情较重者颈背部寻找反应点，褐色、红色等反应点镵针半刺，也可专用挑刺针挑刺，以挑断白色纤维状物为度，可有少量出血，辅料覆盖，每次3～5个点，7日1次。

（3）络刺

1）部位：足少阴、足太阳、厥阴等经脉下肢血络。

2）刺法：下肢血络锋针点刺，只刺血络外壁即可，多个血络，依次点刺，让其瘀血充分外流，也可加拔火罐8～10min，3～5日1次，2～3次即可。

（4）赞刺

1）部位：头颈部压痛点。

2）刺法：头颈部压痛点锋针浅表密集点刺放血，颈部可加拔火罐8～10min，2～3日1次。

## 四、不寐

### （一）概述

不寐又称失眠，是因阳不入阴所引起的不能获得正常睡眠为特征的病证，轻者入寐困难，有寐易醒，醒后不能再寐，时寐时醒，甚至整夜不能入寐，表现为睡眠时间和深度不足，不能消除疲劳、恢复体力、精力，也称为目不眠、不得卧。

### （二）病因病机

不寐由于七情、劳欲、饮食等使气血郁滞经络，水火升降失常，心神被扰，或经络空虚，心神失养，阴阳失调，阳不入阴所致，本病病位在心、脑，经络主要是手足少阴经、手足厥阴经为主，足太阴经、任督脉、足太阳经等涉及，可为单纯经脉病，或络脉病，可为经脉、络脉同时涉及，经脉、络脉同病、共病。

### （三）诊断

1）病史：多有不寐病史，常因情绪波动、精神紧张而诱发或加重。

2）症状：轻者为入睡困难，或寐而不酣，时寐时醒，或过早睡醒，醒后不能再寐，严重者彻夜难眠。

3）伴有症状：伴有心悸、健忘、多梦、头痛、头晕、神疲乏力等。

4）辅助检查：未见有影响睡眠的器质性病变。

### （四）治疗

不寐单独刺皮有一定疗效，多用轻刺激刺法，可配合针刺经脉、经筋、心理治疗。

（1）毛刺

1）部位：督脉、足太阳经、手足少阴经、手足厥阴经等头部、颈背部、四肢皮肤。

2）刺法：①较重者镵针毛刺：督脉、足太阳经、手足少阴经、手足厥阴经等头部、颈背部、上下肢皮肤镵针循经毛刺，每隔20～30mm选一针刺点，头部、颈背部要密集，以不出血为度，1日1次，7日1个疗程。②皮内针毛刺：颈背部、上下肢等皮肤色泽改变处皮内针毛刺，然后固定，每次5～7点，留针3～5日，下次另外选点。③梅花针毛刺：头部、颈背部等梅花针轻轻扣刺，以局部皮肤潮红为度，不要出血，1日1次。

（2）半刺

1）部位：颈背部。

2）刺法：较重者运用，颈背部寻找反应点，褐色、红色等反应点镵针半刺，也可专用挑刺针挑刺，以挑断白色纤维状物为度，可有少量出血，辅料覆盖，每次3～5个点，7日1次。

（3）络刺

1）部位：足太阳经、手足少阴经、手足厥阴经等上下肢血络。

2）刺法：上下肢血络锋针点刺，只刺血络外壁即可，多个血络，依次点刺，让其瘀血充分外流，也可加拔火罐8～10min，3～5日1次，2～3次即可。

## 五、郁证

### （一）概述

郁证是由于情志不舒、气机郁滞所致的心情抑郁，情绪不宁，胸部满闷，胁肋胀痛，或易怒易哭，或咽中如有异物梗塞等症为主要临床表现的一类病证。

### （二）病因病机

郁证由于七情刺激等原因使气机升降失常，气血郁滞经络，出现郁闷不适等，本病病位在心、脑，经络是手足厥阴、少阴经、足太阴经、任脉、手少阳经等，可为单纯经脉病，或络脉病，可为经脉、络脉同时涉及。

### （三）诊断

1）病史：多有忧虑、焦躁、悲哀、恐惧、愤怒等情志内伤史，病情随情志变化而波动。

2）临床表现：心情抑郁，情绪不宁，胸部满闷，胁肋胀痛，或易怒易哭，或咽中如有异物梗塞等。伴有失眠、健忘、乏力、食欲不振、消瘦、便秘、身体疼痛、阳痿、闭经，恶心、呕吐、心慌、胸闷、出汗等。

### （四）治疗

郁证刺皮即有疗效，多用重刺法，可与针刺经脉、经筋同时治疗，治疗时医生应多与患者沟通，多作思想工作，必要时配合暗示。

**（1）毛刺**

1）部位：手足少阴、厥阴经、足太阳经、督脉等头部、颈背部、四肢皮肤。

2）刺法：①镵针毛刺：手足少阴、厥阴经、足太阳经、督脉等头部、颈背部、四肢皮肤镵针循经毛刺，每隔20～30mm选一针刺点，头部、颈背部要密集，以不出血为度，1日1次，7日1个疗程。②皮内针毛刺：颈背部、上下肢等皮肤色泽改变处皮内针毛刺，然后固定，每次5～7点，留针3～5日，下次另外选点。③梅花针毛刺：头部、颈背部、上下肢等压痛处皮肤梅花针扣刺，以局部皮肤潮红为度，瘀血型也可微似出血，加拔火罐，1日1次。

**（2）半刺**

1）部位：颈背部。

2）刺法：病程较长、病情较重者颈背部寻找反应点，褐色、红色等反应点镵针半刺，也可专用挑刺针挑刺，以挑断白色纤维状物为度，可有少量出血，辅料覆盖，每次3～5个点，7日1次。

**（3）络刺**

1）部位：手足少阴、厥阴经、足太阳经等上下肢血络。

2）刺法：上下肢血络锋针点刺，只刺血络外壁即可，多个血络，依次点刺，让其瘀血充分外流，也可加拔火罐 8 ～ 10min，3 ～ 5 日 1 次，2 ～ 3 次即可。

（4）赞刺

1）部位：心俞、厥阴俞、肝俞等背俞穴，颈部阳性腧穴。

2）刺法：心俞、厥阴俞、肝俞等背俞穴锋针浅表密集点刺放血，颈部阳性腧穴锋针浅刺，可加拔火罐 8 ～ 10min，2 ～ 3 日 1 次。

## 六、老年痴呆

### （一）概述

老年痴呆又称阿尔茨海默病，是一种起病隐匿进行性发展的神经系统退行性疾病，临床以记忆障碍、失语、失用、失认、视空间技能损害、执行功能障碍以及人格和行为改变等全面性痴呆表现为特征，也称呆病，65 岁以后发病。

### （二）病因病机

老年痴呆由于七情、年迈体虚等使气机失常，气滞痰阻血瘀，痰瘀阻滞，气血被阻，脑神失养，或经络空虚，精血不足，清阳不能上乘，脑失所养所致，病位在脑，病变主要是督脉、手足少阴经、足厥阴经、足太阳经等，可为单纯经脉病、或络脉病，多为经脉、络脉同时涉及。

### （三）诊断

（1）症状

多见于 70 岁以上老人，女性较男性多。起病缓慢或隐匿，常说不清何时起病，主要表现为认知功能下降、精神症状和行为障碍、日常生活能力的逐渐下降。根据认知能力和身体机能的恶化程度分成三期。

轻度痴呆期（1 ～ 3 年）：记忆减退，对近事遗忘突出；判断能力下降，患者不能对事件进行分析、思考、判断，难以处理复杂的问题；工作或家务劳动漫不经心，不能独立进行购物、经济事务等，社交困难，尽管仍能做些已熟悉的日常工作，但对新的事物却表现出茫然难解，情感淡漠，偶尔激惹，常有多疑，出现时间定向障碍，对所处的场所和人物能做出定向，对所处地理位置定向困难，复杂结构的视空间能力差；言语词汇少，命名困难。

中度痴呆期（2～10年）：远近记忆严重受损，简单结构的视空间能力下降，时间、地点定向障碍；在处理问题、辨别事物的相似点和差异点方面有严重损害；不能独立进行室外活动，在穿衣、个人卫生以及保持个人仪表方面需要帮助；计算不能；出现各种神经症状，可见失语、失用和失认；情感由淡漠变为急躁不安，常走动不停，可见尿失禁。

重度痴呆期（8～12年）：完全依赖照护者，严重记忆力丧失，仅存片段的记忆；日常生活不能自理，大小便失禁，呈现缄默、肢体僵直，查体可见锥体束征阳性，有强握、摸索和吸吮等原始反射，最终昏迷，一般死于感染等并发症。

### （2）神经影像学检查

用于排除其他潜在疾病和发现 AD 的特异性影像学表现。头 CT 和 MRI 检查，可显示脑皮质萎缩明显，特别是海马及内侧颞叶。与 CT 相比，MRI 对检测皮质下血管改变和提示有特殊疾病的改变更敏感。

## （四）治疗

老年痴呆为进行性加重的疑难病症，刺皮选择性运用有一定疗效，可延缓发展，甚至减轻症状，多用重刺激刺法。也可配合针刺经脉、经筋等治疗。

### （1）毛刺

1）部位：手足少阴经、督脉、足太阳经等头部、颈背部、四肢皮肤。

2）刺法：①镵针毛刺：手足少阴经、督脉、足太阳经等头部、颈背部、四肢皮肤镵针循经毛刺，每隔20～30mm选一针刺点，头部、颈背部要密集，以不出血为度，1日1次，7日1个疗程。②皮内针毛刺：颈背部、上下肢等皮肤色泽改变处皮内针毛刺，然后固定，每次5～7点，留针3～5日，下次另外选点。③梅花针毛刺：头部、颈背部、上下肢等阳性皮肤压痛处皮肤梅花针扣刺，以局部皮肤潮红为度，1日1次。

（2）半刺

1）部位：颈背部。

2）刺法：常规运用，颈背部寻找反应点，褐色、红色等反应点镵针半刺，也可专用挑刺针挑刺，以挑断白色纤维状物为度，可有少量出血，辅料覆盖，每次3～5个点，7日1次，要坚持针刺。

（3）络刺

1）部位：手足少阴经、足太阳经等上下肢血络。

2）刺法：上下肢血络锋针点刺，只刺血络外壁即可，多个血络，依次点刺，让其瘀血充分外流，也可加拔火罐8～10min，3～5日1次，2～3次即可。

（4）赞刺

1）部位：心俞、厥阴俞、肝俞、肾俞等背俞穴。

2）刺法：心俞、厥阴俞、肝俞、肾俞等背俞穴锋针浅表密集点刺放血，可加拔火罐8～10min，2～3日1次。

## 七、面瘫

### （一）概述

面瘫又称周围性面瘫、周围性面神经麻痹，是指面神经核以下病变所致的面部肌肉瘫痪，口眼歪斜，常发生于一侧。本病属口眼㖞斜、吊线风、口僻等范畴。

### （二）病因病机

面瘫原于正气不足，经络空虚，卫外不固，外邪入侵于面部经络，气血阻滞，经脉失养，以致筋肉弛缓不收。头为诸阳之会，百脉之宗，阳经易受外邪侵袭，风属阳邪，具有向上、向外散发的作用，所以风邪伤人，易侵犯人体的高位而发为面瘫。本病病位在手足阳明、少阳、太阳经络，以手足阳明为主，可为单纯经脉病，或经筋病，或络脉病，也可经脉、经筋、络脉同时涉及，经脉、经筋、络脉同病、共病。《灵枢·经筋第十三》曰："足之阳明，手之太阳，筋急则口目为僻。"

### （三）诊断

1）病史：可见于风吹、受凉史。

2）症状：多数患者往往于清晨洗脸、漱口时突然发现一侧面颊动作不灵、嘴巴歪斜。病侧面部表情肌完全瘫痪者，前额皱纹消失、眼裂扩大、鼻唇沟平坦、口角下垂。病侧不能作皱额、蹙眉、闭目、鼓气和噘嘴等动作。鼓腮和吹口哨时，因患侧口唇不能闭合而漏气。进食时，食物残渣常滞留于病侧的齿颊间隙内，并常有口水自该侧淌下。眼有流泪、干涩、酸、胀的症状，由于泪点随下睑外翻，使泪液不能按正常引流而外溢，部分患者可有舌前 2/3 味觉障碍，外耳道疱疹等。可伴有头痛等，以患侧耳后为主，周围性面瘫发病率很高，而最常见者为面神经炎或贝尔麻痹。

3）检查：乳突部多压痛，额部皮肤皱纹变浅或消失，眼裂变小，上眼睑下垂，下眼睑可外翻，鼻唇沟变浅、消失，面部感觉发紧、僵硬、麻木或萎缩、人中偏斜、味觉可受累。额部平坦，皱纹消失或明显变浅，眉目外侧明显下垂。

### （四）治疗

面瘫刺皮疗法选择性运用有较好疗效，为优势病种，早期可作为主要刺法，顽固性面瘫需要针刺经脉、经筋等，面瘫后遗症也有一定疗效。

（1）毛刺

1）部位：手足三阳经等面部、头颈结合部、颈背部、四肢皮肤。

2）刺法：①镵针毛刺：手足三阳经等面部、乳突部、头颈结合部、颈背部、四肢皮肤镵针循经毛刺，每隔 20～30mm 选一针刺点，面部、头颈结合部、颈背部要密集，以不出血为度，1日1次，7日1个疗程。②皮内针毛刺：面部、乳突部、头颈结合部、颈背部、上下肢等皮肤色泽改变处、压痛点皮内针毛刺，然后固定，每次5～7点，留针3～5日，下次另外选点，也可选已针刺部位。③梅花针毛刺：面部、乳突部、头颈结合部、颈背部等梅花针扣刺，以局部皮肤潮红为度，瘀血型也可微似出血，加拔火罐，1日1次。④毫针毛刺：也可辨证分经，随经选取手足三阳经腧穴，毫针平刺，1日1次。

**（2）半刺**

1）部位：颈背部。

2）刺法：久病患者或面瘫后遗症颈背部寻找反应点，褐色、红色等反应点镵针半刺，也可专用挑刺针挑刺，以挑断白色纤维状物为度，可有少量出血，辅料覆盖，每次3～5个点，7日1次。

**（3）络刺**

1）部位：手足三阳经等上下肢血络。

2）刺法：上下肢血络锋针点刺，只刺血络外壁即可，多个血络，依次点刺，让其瘀血充分外流，也可加拔火罐8～10min，3～5日1次，2～3次即可。

**（4）赞刺**

1）部位：乳突部、面部、颈背部等压痛点。

2）刺法：乳突部、面部、颈背部等压痛点锋针浅表密集点刺放血，乳突部、颈背部可加拔火罐8～10min，2～3日1次。

## 八、面肌痉挛

### （一）概述

面肌痉挛又称面肌抽搐，是以阵发性、不规则的一侧面部肌肉不自主抽搐为特征的病证，表现为一侧面部不自主抽搐，抽搐呈阵发性且不规则，程度不等，可因疲倦、精神紧张及自主运动等加重。起病多从眼部开始，然后涉及整个面部。本病多在中年后发生，常见于女性，属面风、风痉、筋惕肉润、中风等范畴。

## （二）病因病机

面肌痉挛根于正气不足，经络空虚，风邪入侵于面部经络或阴精亏虚，筋脉失养所致，本病病位在经络，特点是风动，为手足阳明、少阳、太阳经络受病，多以手足阳明为首发、多发，可为单纯经脉病，或经筋病或络脉病，也可经脉、经筋、络脉同时涉及，经脉、经筋、络脉同病、共病。

## （三）诊断

1）病史：中年以上女性多见。

2）症状：初起多为一侧眼轮匝肌阵发性不自主的抽搐，逐渐缓慢扩展至一侧面部的其他面肌，严重者可累及同侧的颈阔肌，但额肌较少累及。抽搐的程度轻重不等，为阵发性、快速、不规律的抽搐。初起抽搐较轻，持续仅几秒，以后逐渐延长，可达数分钟或更长，而间歇时间逐渐缩短，抽搐逐渐频繁加重。严重者呈强直性，致同侧眼不能睁开，口角向同侧歪斜，无法说话，常因饮酒、疲倦、精神紧张而加剧。入眠后多数抽搐停止，可伴有心烦意乱、同侧头痛、耳鸣等。

3）检查：各种检查多无异常。

## （四）治疗

面肌痉挛早期刺皮效果较好，多能较快治愈，病程较长配合针刺经脉、经筋，久病尤其疑难病症患者，需要针刺骨骼，极个别需要手术，平时绝对忌酒。

### （1）毛刺

1）部位：手足三阳经等面部、乳突部、头颈结合部、颈背部、四肢皮肤。

2）刺法：①镵针毛刺：手足三阳经等面部、乳突部、头颈结合部、颈背部、四肢皮肤镵针循经毛刺，每隔20～30mm选一针刺点，面部、乳突部、头颈结合部、颈背部要密集，以不出血为度，1日1次，7日1个疗程。②皮内针毛刺：面部、乳突部、头颈结合部、颈背部等皮肤色泽改变处、压痛点皮内针毛刺，然后固定，每次5～7点，留针3～5日，下次另外选点。③梅花针毛刺：面部、乳突部、头颈结合部、颈背部等梅花针扣刺，以局部皮肤潮红为度，瘀血型也可微似出血，加拔火罐，1日1次。④毫针毛刺：也可辨证分经，随经选取手足三阳经腧穴，毫针平刺，1日1次。

**（2）半刺**

1）部位：颈背部。

2）刺法：久病患者颈背部寻找反应点，褐色、红色等反应点镵针半刺，也可专用挑刺针挑刺，以挑断白色纤维状物为度，可有少量出血，辅料覆盖，每次3～5个点，7日1次。

**（3）络刺**

1）部位：手足三阳经上下肢血络。

2）刺法：上下肢血络锋针点刺，只刺血络外壁即可，多个血络，依次点刺，让其瘀血充分外流，也可加拔火罐8～10min，3～5日1次，2～3次即可。

**（4）赞刺**

1）部位：乳突部、面部、颈部等压痛点。

2）刺法：乳突部、面部、颈部等压痛点锋针浅表密集点刺放血，可加拔火罐8～10min，2～3日1次。

# 九、三叉神经痛

## （一）概述

三叉神经痛是以一侧面部三叉神经分布区内反复发作的阵发性剧烈疼

痛为主要表现，呈闪电样、刀割样、烧灼样、顽固性、难以忍受的剧烈性疼痛，发病骤发、骤停，说话、洗脸、刷牙或微风拂面，甚至走路时都会导致阵发性的剧烈疼痛的病证。疼痛历时数秒或数分钟，疼痛呈周期性发作，发作间歇期同正常人一样。女略多于男，发病率可随年龄而增长，三叉神经痛多发生于中老年人，右侧多于左侧，与诸阳经有关，属于面痛、面风痛、面颊痛等范畴。

### （二）病因病机

三叉神经痛由于情志、外伤、外邪等使经络瘀阻不通，不通则痛，所致面部剧痛。本病病位在经络，是手足阳明、少阳、太阳、足厥阴经络受病，但有所侧重，以手足、阳明为主，可为单纯经脉病，或经筋病，或络脉病，久病及骨，多经脉、经筋、络脉、骨同时涉及。

### （三）诊断

1）发患者群：高发于中老年患者，女性多于男性。

2）症状：疼痛多为撕裂性、刀割样、烧灼样疼痛，患者痛到难以承受，而且发作前没有征兆。说话、吃饭、洗脸、剃须、刷牙以及风吹等均可诱发疼痛发作，以致患者精神萎靡不振，行动谨小慎微，甚至不敢洗脸、刷牙、进食，说话也小心，唯恐引起发作。伴有血管、自主神经症状，出汗、流泪、瞳孔增大、皮肤肿胀或温度升高等症状。

3）检查：①疼痛的部位：疼痛由面部、口腔或下颌的某一点开始扩散到三叉神经某一支或多支，以第二支、第三支发病最为常见，第一支少见。其疼痛范围绝对不超越面部中线，亦不超过三叉神经分布区域。偶尔有双侧三叉神经痛者。②扳机点：扳机点亦称触发点，常位于上唇、鼻翼、齿龈、口角、舌、眉等处。轻触或刺激扳机点可激发疼痛发作。③疼痛发作的频率：疼痛会反复发作，尤其是发作频繁的患者，其疼痛会持续好几个小时或者整天都会有疼痛，但是会自行缓解，过一段时间后又会发作。

## （四）治疗

三叉神经痛为顽固性剧痛病证，刺皮疗法选择性运用有一定作用，用重刺激刺法，针刺天数要多，手足双侧要同时治疗，也可配合针刺经脉、经筋、骨，尤其疑难病症患者，要坚持治疗。

**（1）毛刺**

1）部位：手足三阳经、足厥阴经等面部、乳突部、头颈结合部、颈背部、四肢皮肤。

2）刺法：①镵针毛刺：手足三阳经、足厥阴经等面部、乳突部、头颈结合部、颈背部、四肢皮肤镵针循经毛刺，下肢有压痛等阳性反应点也可加取，每隔20～30mm选一针刺点，面部、乳突部、头颈结合部、颈背部要密集，以不出血为度，1日1次，7日1个疗程。②皮内针毛刺：手足三阳经、足厥阴经等面部、头颈结合部、乳突部、颈背部、四肢皮肤色泽改变处、压痛处皮内针毛刺，然后固定，每次5～7点，留针3～5日，下次另外选点，也可选已针刺部位。③梅花针毛刺：手足三阳经、足厥阴经等面部、乳突部、头颈结合部、颈背部压痛处皮肤梅花针扣刺，以局部皮肤潮红为度，瘀血型也可微似出血，加拔火罐，1日1次。④毫针毛刺：也可辨证分经，随经选取手足三阳等经阳性腧穴，毫针平刺，1日1次。

**（2）半刺**

1）部位：颈背部。

2）刺法：颈背部寻找反应点，褐色、红色反应点、压痛点镵针半刺，以挑断白色纤维状物为度，可有少量出血，辅料覆盖，每次3～5个点，7日1次。

**（3）络刺**

1）部位：手足三阳经、足厥阴经面部、上下肢血络。

2）刺法：面部上下肢血络锋针点刺，只刺血络外壁即可，多个血络，依次点刺，让其瘀血充分外流，也可加拔火罐8～10min，3～5日1次。

（4）赞刺

1）部位：乳突部、面部、颈背部等压痛点。

2）刺法：乳突部、面部、颈背部等压痛点锋针浅表密集点刺放血，颈部可加拔火罐8～10min，2～3日1次。

## 十、心悸

### （一）概述

心悸是指心中悸动、惊惕不安，甚至不能自止为主要表现的病证，又称惊悸、怔忡等，多由气血阴阳亏虚，痰饮瘀血阻滞所致。

### （二）病因病机

心悸由于七情、劳欲、饮食等原因气血阻滞经络，使心脉瘀阻不通，或正气不足、心脉空虚、心失所养所致，本病病位在心，经络主要是手足少阴经、手足厥阴经为主，足太阴经、任脉、手少阳经等涉及，可为单纯经脉病，或络脉病，多为经脉、络脉同时涉及，经脉、络脉同病、共病。

### （三）诊断

1）病史：中老年多见，多由情志刺激、惊怒、紧张、疲劳等诱发史。

2）症状：自觉心慌不安，心跳异常，不能自主，或快或慢，忽跳忽止，呈阵发性或持续性。伴有胸闷、心烦、头晕、失眠、乏力等。

3）体征：脉象可见数、疾、促、结、代、沉、迟等。

### （四）治疗

心悸刺皮疗法选择性运用疏通皮气，利于经气疏通，有一定效果，较久、较重者需要针刺经脉、经筋，尤其疑难病症患者，但要查清原因，分清轻重缓急，鉴别心肌梗死、心衰等重证。

（1）毛刺

1）部位：手足少阴经、厥阴经、足太阳经、任督脉等上背部、前胸、四肢皮肤。

2）刺法：①镵针毛刺：手足少阴经、厥阴经、足太阳经、任督脉等上背部、前胸、四肢皮肤镵针循经毛刺，每隔 20 ～ 30mm 选一针刺点，上背部、前胸要密集，以不出血为度，1 日 1 次，7 日 1 个疗程。②皮内针毛刺：上背部、前胸、上肢等皮肤色泽改变处、压痛点皮内针毛刺，然后固定，每次 5 ～ 7 点，留针 3 ～ 5 日，下次另外选点。③梅花针毛刺：上背部、前胸、上肢压痛处皮肤等梅花针扣刺，以局部皮肤潮红为度，瘀血型也可微似出血，加拔火罐，1 日 1 次。④毫针毛刺：也可辨证分经，随经选取手少阴、厥阴腧穴、背俞穴，毫针平刺，1 日 1 次。

**（2）半刺**

1）部位：上背部。

2）刺法：久病患者上背部寻找反应点，褐色、红色等反应点镵针半刺，也可专用挑刺针挑刺，以挑断白色纤维状物为度，可有少量出血，辅料覆盖，每次 3 ～ 5 个点，7 日 1 次。

**（3）络刺**

1）部位：手足少阴经、厥阴经、足太阳经等上下肢血络。

2）刺法：上下肢血络锋针点刺，只刺血络外壁即可，多个血络，依次点刺，让其瘀血充分外流，也可加拔火罐 8 ～ 10min，3 ～ 5 日 1 次，2 ～ 3 次即可。

**（4）赞刺**

1）部位：心俞、厥阴俞、巨阙、膻中等俞募穴。

2）刺法：心俞、厥阴俞、巨阙、膻中等俞募穴锋针浅表点刺放血，可加拔火罐 8 ～ 10min，2 ～ 3 日 1 次。

# 十一、咳嗽

## （一）概述

咳嗽是指外感或内伤等因素，导致肺失宣肃，气逆于上，冲击气道，发出咳声或伴咯痰为临床特征的一一种病证。有声无痰称为咳，有痰无声称为嗽，有痰有声谓之咳嗽。临床上多为痰声并见，很难截然分开，故以咳嗽并称。

### （二）病因病机

咳嗽由于劳欲、饮食、七情等使经络气机升降失常，肺气不降，或外邪侵袭，郁闭肺经，气逆于上，本病病位在肺、肺经，有脏腑病证，也有经络病证，经络主要是手太阴经、足太阴经、足少阴经为主，足厥阴经、足太阳经、手阳明经等涉及，可为单纯经脉病，或络脉病，多为经脉、络脉同时涉及。

### （三）诊断

1）症状：咳逆有声，或伴咽痒咯痰。外感咳嗽，起病急，可伴有寒热等表证；内伤咳嗽，每因外感反复发作，病程较长，咳嗽而伴见脏腑病变。

2）体征：听诊可闻及两肺野呼吸音增粗，或伴散在干湿性啰音。

3）检查：①血液常规：急性期，血白细胞总数和中性粒细胞增高。②X片：肺部X摄片检查正常或肺纹理增粗。

### （四）治疗

刺皮治疗咳嗽初期效果较好，久病顽固性咳嗽多有一定疗效，也可配合针刺经脉、经筋、络脉，要避免接触冷等异常空气。

### （1）毛刺

1）部位：手足太阴经、手足少阴经、足太阳经、任督脉等上背部、前胸、四肢皮肤。

2）刺法：①镵针毛刺：手足太阴经、手足少阴经、足太阳经、任督脉等上背部、前胸、四肢皮肤镵针循经毛刺，每隔20～30mm选一针刺点，上背部、前胸要密集，以不出血为度，1日1次，7日1个疗程。②皮内针毛刺：上背部、前胸、上肢等皮肤色泽改变处、压痛点皮内针毛刺，然后固定，每次5～7点，留针3～5日，下次另外选点，也可选已针刺部位。

③梅花针毛刺：上背部、前胸、上肢等压痛处皮肤梅花针扣刺，以局部皮肤潮红为度，1日1次。④毫针毛刺：也可辨证分经，随经选取手足太阴、手足少阴经腧穴、背俞穴，毫针平刺，1日1次。

（2）半刺

1）部位：上背部。

2）刺法：久病患者上背部寻找反应点，褐色、红色等反应点镵针半刺，也可专用挑刺针挑刺，以挑断白色纤维状物为度，可有少量出血，辅料覆盖，每次3～5个点，7日1次。

（3）络刺

1）部位：手足太阴经、手足少阴经、足太阳经等上下肢血络。

2）刺法：上下肢血络锋针点刺，只刺血络外壁即可，多个血络，依次点刺，让其瘀血充分外流，3～5日1次，2～3次即可。

（4）赞刺

1）部位：肺俞、风门、膻中、中府等俞募穴。

2）刺法：肺俞、风门、膻中、中府等俞募穴锋针浅表点刺放血，一般少出血，肺热者可加拔火罐8～10min，2～3日1次。

# 十二、哮喘

## （一）概述

哮喘分为喘证与哮证，喘证为气息急促、呼吸困难，甚至张口抬肩、不能平卧的病证，哮证为发作时喉中哮鸣有声，呼吸急促困难、喘息不能平卧的病证，常哮喘并称，为反复发作的痰鸣气喘疾患，发作时喉中哮鸣有声，呼吸气促困难、甚至喘息不能平卧、胸闷、咳嗽等，多在夜间、清晨发作、加剧，遇异味、寒冷等诱发，多数患者可自行缓解或经治疗缓解。

## （二）病因病机

哮喘由于劳欲、饮食、七情等使经络气机升降失常，气道阻塞，肺气不降，或寒邪侵袭，郁闭肺经，痰气搏结，气逆于上，阻塞气道所致，本病病位在肺、肺经，是脏腑病症，涉及肺、脾、肾、心，有脾气不能升清、痰浊中阻，肾水不能气化上乘、肾阳不能上温、心阳不能下降，肺失肃降，痰气上逆，也是经络病证，经络升降失常，经络是手足太阴经、少阴经、足太阳经、手阳明经等，可为单纯经脉病，或络脉病，多为经脉、络脉同时涉及。

### （三）诊断

1）病史：哮喘发作史。

2）症状：发作性伴有哮鸣音的呼气性呼吸困难或发作性咳嗽、胸闷，严重者被迫采取坐位或呈端坐呼吸，干咳或咳大量白色泡沫痰，严重哮喘发作时常有呼吸费力、大汗淋漓、发绀、胸腹反常运动、心率增快、奇脉等体征。哮喘症状可在数分钟内发作，经数小时至数天，用支气管舒张剂或自行缓解。某些患者在缓解数小时后可再次发作，夜间及凌晨发作和加重是哮喘的特征之一。

3）体征：发作期胸部呈过度充气状态，胸廓膨隆，叩诊呈过清音、哮鸣音，呼气延长。

4）检查：①血液常规：可有嗜酸性粒细胞增高，并发感染者可有白细胞数增高，分类中性粒细胞比例增高。②痰液检查：涂片可见较多嗜酸性粒细胞。③肺功能检查：缓解期肺通气功能多数在正常范围，哮喘发作时，可有肺活量减少、残气量增加、功能残气量和肺总量增加，残气占肺总量百分比增高。经过治疗后可逐渐恢复。④血气分析：哮喘严重发作时血气分析可有缺氧，$PaO_2$ 和 $SaO_2$ 降低，由于过度通气可使 $PaCO_2$ 下降，pH 值上升，表现呼吸性碱中毒。如重症哮喘，病情进一步发展，气道阻塞严重，可有缺氧及二氧化碳潴留，$PaCO_2$ 上升，表现呼吸性酸中毒。如缺氧明显，可合并代谢性酸中毒。⑤胸部 X 线检查：早期哮喘发作时可见两肺透亮度增加，呈过度充气状态；缓解期多无明显异常。如并发呼吸道感染，可见肺纹理增加及炎症性浸润阴影。同时要注意肺不张、气胸或纵隔气肿等并发症的存在。

### （四）治疗

哮喘为疑难病症，刺皮选择性运用有一定疗效，多用较重刺法，要坚持针刺治疗，多配合针刺经脉、经筋，远期也有较好疗效，要避免接触冷等异常空气。

**（1）毛刺**

1）部位：手足太阴经、手足少阴经、足太阳经、任督脉等上背部、前胸、四肢皮肤。

2）刺法：①镵针毛刺：手足太阴经、手足少阴经、足太阳经、任督脉等上背部、前胸、四肢皮肤镵针循经毛刺，每隔20～30mm选一针刺点，上背部、前胸要密集，以不出血为度，1日1次，7日1个疗程。②皮内针毛刺：上背部、前胸、上肢等皮肤色泽改变处、压痛点皮内针毛刺，然后固定，每次5～7点，留针3～5日，下次另外选点，也可选已针刺部位。③梅花针毛刺：上背部、前胸、上肢等压痛处皮肤梅花针扣刺，以局部皮肤潮红为度，1日1次。④毫针毛刺：也可辨证分经，随经选取手足太阴、手足少阴经腧穴、背俞穴，毫针平刺，1日1次。

**（2）半刺**

1）部位：上背部。

2）刺法：久病患者上背部寻找反应点，褐色、红色等反应点镵针半刺，也可专用挑刺针挑刺，以挑断白色纤维状物为度，可有少量出血，辅料覆盖，每次3～5个点，7日1次，坚持多次治疗。

**（3）络刺**

1）部位：手足太阴经、少阴经、足太阳经等上、下肢血络。

2）刺法：上、下肢血络锋针点刺，只刺血络外壁即可，多个血络，依次点刺，让其瘀血充分外流，也可加拔火罐8～10min,3～5日1次,2～3次即可。

（4）赞刺

1）部位：肺俞、定喘、膻中、中府、太渊等俞募穴。

2）刺法：肺俞、风门、膻中、中府、太渊等俞募锋针浅表点刺放血，一般少出血，2～3日1次。

## 十三、胃痛

### （一）概述

胃痛是指上腹胃脘部、近心窝处疼痛为主的病证，又称心痛、心下痛、胃痞等，属于西医慢性胃炎、胃、十二指肠溃疡、胃肠道功能紊乱等。

### （二）病因病机

胃痛由于饮食失调、七情内伤等使经络阻滞不通，或寒邪直中胃脘，凝滞不通，不通则痛，或气血不足，胃失所养，不荣则痛所致，本病病位在胃、胃经，为脏腑病症，涉及脾、胃、肝，有脾失健运、中气阻滞，肝木克土。也是经络病证，经络运行不通，经络是足阳明经、足太阴经、足厥阴经等，可为单纯经脉病、或络脉病，多为经脉、络脉同时涉及。

### （三）诊断

1）症状：上腹近心窝处胃脘部疼痛，可有胀痛、刺痛、钝痛、隐痛、闷痛、绞痛等，可为持续性，也可为阵发性，伴有恶心、不欲饮食、纳差、餐后饱胀、反酸、贫血、乏力消瘦等。

2）体征：上腹部有不同程度的压痛。

3）检查：胃镜、上消化道钡餐造影、幽门螺旋杆菌检测等有助诊断。

### （四）治疗

胃痛是刺皮优势病种，单独刺皮选择性运用有较好疗效，急慢性皆可，也可与针刺经脉、经筋同时治疗，注意饮食要有规律、结构要合理。

（1）毛刺

1）部位：足阳明经、足太阴经、足厥阴经、足太阳经、任督脉等下背部、上腹部、下肢皮肤。

2）刺法：①镵针毛刺：足阳明经、足太阴经、足厥阴经、足太阳经、任督脉等下背部、上腹部、下肢皮肤镵针循经毛刺，每隔20～30mm选一针刺点，下背部、上腹部要密集，以不出血为度，1日1次，7日1个疗程。②皮内针毛刺：下背部、上腹部、下肢等皮肤色泽改变处、压痛点皮内针毛刺，然后固定，每次5～7点，留针3～5日，下次另外选点，也可选已针刺部位。③梅花针毛刺：下背部、上腹部、下肢等压痛处皮肤梅花针扣刺，以局部皮肤潮红为度，瘀血型也可微似出血，加拔火罐，1日1次。④毫针毛刺：也可辨证分经，随经选取足太阴、阳明等经腧穴、背俞穴，毫针平刺，1日1次。

（2）半刺

1）部位：下背部。

2）刺法：久病患者下背部寻找反应点，褐色、红色等反应点镵针半刺，也可专用挑刺针挑刺，以挑断白色纤维状物为度，可有少量出血，辅料覆盖，每次3～5个点，7日1次。

（3）络刺

1）部位：足阳明经、足太阴经、足厥阴经、足太阳经等下肢血络。

2）刺法：下肢血络锋针点刺，只刺血络外壁即可，多个血络，依次点刺，让其瘀血充分外流，也可加拔火罐8～10min，3～5日1次，数次即可。

（4）赞刺

1）部位：中脘、足三里、公孙、内关、胃俞等腧穴。

2）刺法：中脘、足三里、公孙、内关、胃俞等腧穴锋针浅表点刺放血，一般少出血，2～3日1次。

（5）瘢痕针刺

1）部位：瘢痕局部。

2）刺法：毫针顺经脉走向沿皮刺疏通，1日1次。小针刀、微铍针沿经脉走向皮下疏通，5日1次。

## 十四、腹痛

### （一）概述

腹痛是指以胃脘以下、耻骨毛际以上的部位发生疼痛为主证的病证，常见于西医肠易激综合征、消化不良、胃肠痉挛，肠粘连、肠道寄生虫等。本病指内科腹痛，外科、妇科不属此列。

### （二）病因病机

腹痛由于饮食、七情、劳倦、外感等使腹部经络气机阻滞不通，不通则痛，或气血不足，经脉失养，不荣则痛所致，本病病位在腹部，涉及大小肠、脾、肝、肾等，经络是手足阳明经、足三阴经、任脉等，可为单纯经脉病，或经筋病，或络脉病，多为经脉、经筋、络脉同时涉及。

### （三）诊断

1）病史：有饮食、情志、受凉等病史。

2）症状：胃脘以下、耻骨毛际以上部位疼痛，腹痛有外感、内伤、气滞、血瘀、伤食、寒热、虚实之分，若因外感，突然剧痛，伴发症状明显者，属于急性腹痛；病因内伤，起病缓慢，痛势缠绵者，则为慢性腹痛。腹痛拘急，疼痛暴作，痛无间断，坚满急痛，遇冷痛剧，得热则减者，为寒痛；痛在脐腹，痛处有热感，时轻时重，或伴有便秘，得凉痛减者，为热痛；腹痛时重时轻，痛处不定，攻冲作痛，伴胸胁不舒，腹胀，嗳气或矢气则胀痛减轻者，属气滞痛；少腹刺痛，痛无休止，痛处不移，痛处拒按，入夜尤甚，伴面色晦暗者为血瘀痛；因饮食不慎，脘腹胀痛，嗳气频作，嗳后稍舒，痛甚欲便，便后痛减者，为伤食痛。暴痛多实，伴腹胀，呕逆，拒按等；虚痛病程较久，痛势绵绵，喜揉喜按。胁腹、两侧少腹多属肝经病证；大腹疼痛，多为脾胃病证，脐腹疼痛多，为大小肠病证；脐以下少腹疼痛，多属肾、膀胱、胞宫病证。

3）体征：胃脘以下耻骨毛际以上部位可有压痛。

4）辅助检查：血常规、胃肠镜、B超等有助诊断。

## （四）治疗

刺皮疗法选择性运用治疗单纯功能性腹痛进行较好，顽固性腹痛或久病患者也有效果，也可配合针刺经脉、经筋，要明确诊断，排除内脏器质性疾病。

### （1）毛刺

1）部位：手足阳明经、足三阴经、任督脉等腰背部、下腹部、下肢皮肤。

2）刺法：①镵针毛刺：手足阳明经、足三阴经、任督脉等腰背部、下腹部、下肢皮肤镵针循经毛刺，每隔20～30mm选一针刺点，腰背部、下腹部要密集，以不出血为度，1日1次，7日1个疗程。②皮内针毛刺：腰背部、下腹部、下肢等皮肤色泽改变处、压痛点皮内针毛刺，然后固定，每次5～7点，留针3～5日，下次另外选点，也可选已针刺部位。③梅花针毛刺：腰背部、下腹部、下肢等压痛处皮肤梅花针扣刺，以局部皮肤潮红为度，瘀血型也可微似出血，加拔火罐，1日1次。④毫针毛刺：也可辨证分经，随经选取足三阴、阳明等经腧穴、背俞穴，毫针平刺，1日1次。

### （2）半刺

1）部位：腰背部。

2）刺法：久病患者腰背部寻找反应点，褐色、红色等反应点镵针半刺，也可专用挑刺针挑刺，以挑断白色纤维状物为度，可有少量出血，辅料覆盖，每次3～5个点，7日1次。

### （3）络刺

1）部位：足阳明经、足三阴经等下肢血络。

2）刺法：下肢足阳明经、足三阴经等血络锋针点刺，只刺血络外壁即可，多个血络，依次点刺，让其瘀血充分外流，也可加拔火罐8～10min，3～5日1次，数次即可。

（4）赞刺

1）部位：中脘、天枢、关元、足三里、三阴交等腧穴。

2）刺法：中脘、天枢、关元、足三里、三阴交等腧穴锋针浅表点刺放血，一般少出血，2～3日1次。

# 十五、泄泻

## （一）概述

泄泻又称腹泻，是以排便次数增多，粪质稀溏、完谷不化，甚至泻出如水样便的病证。属濡泻、洞泻、溏泄、飧泻等，见于西医慢性肠炎、肠易激综合征、胃肠功能紊乱、溃疡性结肠炎等。

## （二）病因病机

泄泻由于饮食、七情、劳倦、外感等使腹部经络运行失常，气机升降失调，清浊下注大肠所致，病位在脾胃、大小肠，后期与肝肾关系密切，经络是手足阳明经、足三阴经、任脉等，可为单纯经脉病、或络脉病，可为经脉、络脉同时涉及。

## （三）诊断

1）病史：多有暴饮暴食、饮食不洁病史。

2）症状：大便稀溏、或完谷不化、或粪质清稀，甚至泻出如水样便，大便次数增多，每日数次至十余次，伴有腹胀、腹痛、肠鸣、纳呆等。

3）检查：大便常规检查、大便培养，纤维结肠镜检等有助诊断。

## （四）治疗

刺皮疗法治疗单纯性腹泻，疗效较好，对于各型针刺都有较好疗效，久病、顽固者坚持针刺治疗，可配合针刺经脉等，急性泄泻严重脱水者配合西医补水治疗，要排除器质性病变并发腹泻。

（1）毛刺

1）部位：足阳明经、足三阴经、足太阳经、任督脉等腰背部、下腹部、下肢皮肤。

2）刺法：①镵针毛刺：足阳明经、足三阴经、足太阳经、任督脉等腰背部、下腹部、下肢皮肤镵针循经毛刺，每隔 20～30mm 选一针刺点，前胸、后背要密集，以不出血为度，1日1次，7日1个疗程。②皮内针毛刺：腰背部、下腹部、下肢等皮肤色泽改变处、压痛点皮内针毛刺，然后固定，每次5～7点，留针3～5日，下次另外选点，也可选已针刺部位。③梅花针毛刺：腰背部、下腹部、下肢等压痛处皮肤梅花针扣刺，以局部皮肤潮红为度，1日1次。④毫针毛刺：也可辨证分经，随经选取足三阴、阳明等经腧穴、背俞穴，毫针平刺，1日1次。

**（2）半刺**

1）部位：腰背部。

2）刺法：久病患者腰背部寻找反应点，褐色、红色等反应点、压痛点镵针半刺，也可专用挑刺针挑刺，以挑断白色纤维状物为度，可有少量出血，辅料覆盖，每次3～5个点，7日1次。

**（3）络刺**

1）部位：下肢血络。

2）刺法：足阳明经、足三阴经等下肢血络锋针点刺，只刺血络外壁即可，多个血络，依次点刺，让其瘀血充分外流，也可加拔火罐8～10min，3～5日1次，2～3次即可。

**（4）赞刺**

1）部位：中脘、天枢、关元、足三里等腧穴。

2）刺法：大肠俞、天枢、上巨虚、三阴交等腧穴锋针浅表点刺放血，一般少出血，2～3日1次，2～3次即可。

# 十六、胁痛

## （一）概述

胁痛是以一侧或两侧胁肋部疼痛为主的病证，多见于肋间神经痛、急慢性胆囊炎、急慢性肝炎等病，刺皮治疗的是排除内脏病的胁痛。

**（二）病因病机**

胁痛由于七情、外伤、饮食、劳欲等使胁部经络运行不通，不通则痛，或经脉不足，气血亏虚，不荣则痛所致，病位在胁肋，脏腑与肝胆关系密切，经络是手足少阳经、足厥阴经等，可为单纯经脉病，或经筋病，或络脉病，可为经脉、经筋、络脉同时涉及。

**（三）诊断**

1）病史：多有七情内伤、饮食不节、感受湿热、胁部损伤等病史。

2）症状：一侧或两侧胁肋部疼痛，可为胀痛、刺痛、隐痛、闷痛、窜痛等，伴有急躁易怒、胸闷、腹胀、嗳气、呃逆、恶心、纳呆、口苦等。

3）体征：局部可有压痛。

4）辅助检查：血常规、B超、肝功能等有助诊断。

**（四）治疗**

刺皮疗法选择性运用治疗体壁胁痛有较好疗效，顽固性或疑难者也有较好效果，可配合针刺经脉、经筋，但要分清胁痛原因，排除内脏病变，结合对因治疗。

**（1）毛刺**

1）部位：足手少阳经、足厥阴经、足太阳经、督脉背部、胁部、四肢皮肤。

2）刺法：①镵针毛刺：足手少阳经、足厥阴经、足太阳经、督脉背部、胁部、四肢皮肤镵针循经毛刺，每隔20～30mm选一针刺点，背部、胁部要密集，以不出血为度，1日1次，7日1个疗程。②皮内针毛刺：背部、胁部、下肢等皮肤色泽改变处、压痛点皮内针毛刺，然后固定，每次5～7点，留针3～5日，下次另外选点，也可选已针刺部位。③梅花针毛刺：背部、胁部、下肢等压痛处皮肤梅花针扣刺，以局部皮肤潮红为度，瘀血型也可微似出血，加拔火罐，1日1次。④毫针毛刺：也可辨证分经，随经足厥阴、少阳经腧穴毫针平刺，1日1次。

（2）半刺

1）部位：背部、胁部。

2）刺法：久病患者背部、胁部寻找反应点，褐色、红色等反应点镵针半刺，也可专用挑刺针挑刺，以挑断白色纤维状物为度，可有少量出血，辅料覆盖，每次3～5个点，7日1次。

（3）络刺

1）部位：足少阳、足厥阴、足太阳等下肢血络。

2）刺法：足少阳、足厥阴、足太阳等下肢血络、外伤局部锋针点刺，只刺血络外壁即可，多个血络，依次点刺，让其瘀血充分外流，也可加拔火罐8～10min，2～3日1次，坚持多次。

（4）赞刺

1）部位：期门、阳陵泉、丘墟、支沟等腧穴压痛点。

2）刺法：期门、阳陵泉、丘墟、支沟等腧穴压痛点锋针点刺放血，也可加拔火罐8～10min，2～3日1次。

## 十七、便秘

### （一）概述

便秘又称脾约、燥结、秘结等，是指由于大肠传导功能失常，排便时间延长、排便次数减少、粪便量减少、粪便干结、排便费力，常数日一行，甚至非用泻药不能排便等的病证。便秘为临床常见病证，多见于中老年。

### （二）病因病机

便秘由于饮食失调、七情内伤、年老气阴亏虚等使大肠传导不利，或经脉不通，影响大肠传导所致，病位在大肠，脏腑与脾、胃、肝、肾、肺等有关，经络是手足阳明经、足三阴经等，可为单纯经脉病，或络脉病，为经脉、络脉同时涉及。

### （三）诊断

1）病史：便秘在人群中的患病率高达 27%，女性多于男性，老年多于青、壮年，常与外感寒热、七情所伤、饮食失调、坐卧少动、年老体弱、脏腑失调等有关。

2）症状：排便时间或周期延长，便意少，便次也少，排便艰难、费力，排便不畅；大便干结、硬便，排出无力，出而不畅，排便不净感，伴有腹痛或腹胀、纳呆、头晕、口臭、气短、心悸、失眠、烦躁、多梦、抑郁、焦虑等。

3）检查：辅助检查多无异常。

### （四）治疗

顽固性便秘刺皮有一定效果，多用轻刺法，可配合针刺经脉、经筋等，要注意饮食结构。

**（1）毛刺**

1）部位：手足阳明经、足三阴经、任督脉等腰骶部、下腹部、四肢等皮肤。

2）刺法：①镵针毛刺：手足阳明经、足三阴经、任督脉等腰骶部、下腹部、四肢皮肤等镵针循经毛刺，每隔 20～30mm 选一针刺点，腰骶部、下腹部要密集，以不出血为度，1日1次，7日1个疗程。②皮内针毛刺：腰骶部、下腹部、下肢等皮肤色泽改变处皮内针毛刺，然后固定，每次5～7点，留针3～5日，下次另外选点，也可选已针刺部位。③梅花针毛刺：腰骶部、下腹部、下肢等足阳明经、足三阴经、任督脉皮肤梅花针轻手法扣刺，以局部皮肤潮红为度，1日1次。

**（2）半刺**

1）部位：腰背部。

2）刺法：久病患者腰背部寻找反应点，褐色、红色等反应点镵针半刺，也可专用挑刺针挑刺，以挑断白色纤维状物为度，可有少量出血，辅料覆盖，每次3～5个点，7日1次。

（3）络刺

1）部位：手足阳明经、足三阴经等四肢血络，以下肢为主。

2）刺法：手足阳明经、足三阴经等四肢血络锋针点刺，只刺血络外壁即可，多个血络，依次点刺，3日1次，2～3次即可。

## 十八、慢性前列腺炎

### （一）概述

慢性前列腺炎是由于前列腺炎失治、误治，长时间不愈，以尿频、尿急、尿痛等长时间反复发作、缠绵难愈的病证，属于淋浊、白浊、尿精、白淫等的范畴。

### （二）病因病机

慢性前列腺炎由于饮食、思虑、房劳等使膀胱泌别失职，或经脉不利，影响膀胱气化所致，病位在肾、膀胱，还与脾、肝等有关。经络是足少阴经、足太阳经、任脉、足太阴经、足厥阴经等，可为单纯经脉病，或络脉病，多为经脉、络脉同时涉及。

### （三）诊断

1）病史：有急性前列腺炎病史。

2）症状：①尿频、尿急：这是最常见的前列腺炎的症状，尿频，且逐渐加重，尤其是夜尿次数增多，受凉、饮酒、劳累等加重。②进行性排尿障碍：前列腺炎的症状主要为起尿缓慢、排尿费力，射尿无力，尿线细小，尿流滴沥，分段排尿及排尿不尽等，③盆骶疼痛：盆骶疼痛表现极其复杂，轻重不一，疼痛一般位于耻骨上、腰骶部及会阴部，放射痛可表现为尿道、精索、睾丸、腹股沟、腹内侧部疼痛，向腹部放射酷似急腹症，沿尿路放射酷似肾绞痛。④肾功能不全症状：极少数慢性前列腺炎患者晚期由于长期尿路阻塞而导致肾功能减退，出现食欲不振、恶心、呕吐及贫血等症状。⑤伴有症状：前列腺炎可引起性欲减退和射精痛，射精过早症，并影响精液质量，在排尿后或大便时还可以出现尿道口流白，合并精囊炎时可出现血精。

3）检查：①直肠指诊前列腺呈饱满、增大、质地柔软，有轻度压痛。患病时间较长的，前列腺会变小、变硬、质地不均匀，有小硬结。②EPS常规检查前列腺液的白细胞数量>10个/视野，可诊为前列腺炎，特别是前列腺液中发现含有脂肪的巨噬细胞，基本可确诊前列腺炎。③B超检查显示前列腺组织结构界限不清楚、紊乱，可以提示前列腺炎。

### （四）治疗

慢性前列腺炎多为久病患者，刺皮有一定疗效，多用重刺激刺法，可配合针刺经脉、经筋等。

（1）毛刺

1）部位：足太阳经、足三阴经、任督脉等腰骶部、下腹部、下肢皮肤。

2）刺法：①镵针毛刺：足太阳经、足三阴经、任督脉等腰骶部、下腹部、下肢皮肤镵针循经毛刺，每隔20～30mm选一针刺点，腰骶部、下腹部要密集，以不出血为度，1日1次，7日1个疗程。②皮内针毛刺：腰骶部、下腹部、下肢等皮肤色泽改变处、压痛点皮内针毛刺，以腰骶部为主，然后固定，每次5～7点，留针3～5日，下次另外选点。③梅花针毛刺：腰骶部、下腹部、下肢等压痛处皮肤梅花针扣刺，以局部皮肤潮红为度，瘀血型也可微似出血，加拔火罐，1日1次。

（2）半刺

1）部位：腰骶部。

2）刺法：久病患者腰骶部寻找反应点，褐色、红色等反应点镵针半刺，也可专用挑刺针挑刺，以挑断白色纤维状物为度，可有少量出血，辅料覆盖，每次3～5个点，7日1次。

（3）络刺

1）部位：足太阳经、足三阴经等下肢血络。

2）刺法：足太阳经、足三阴经等下肢血络锋针点刺，只刺血络外壁即可，多个血络，依次点刺，让其瘀血充分外流，也可加拔火罐8～10min，3～5日1次，2～3次即可。

（4）赞刺

1）部位：膀胱俞、肾俞、中极、三阴交、阴陵泉等腧穴。

2）刺法：膀胱俞、肾俞、中极、三阴交、阴陵泉等腧穴锋针浅表点刺放血，急性发作多出血，一般宜少出血，2～3日1次。

# 十九、阳痿

## （一）概述

阳痿又称勃起功能障碍、阴痿，是指在有性欲要求时，阴茎不能勃起或勃起不坚，或者虽然有勃起且有一定程度的硬度，但不能保持性交的足够时间，因而妨碍性交或不能完成性交。阳痿分先天性和病理性两种，前者不多见，不易治愈；后者多见，而且治愈率高，常于早泄、遗精并见。

## （二）病因病机

阳痿由于手淫、房劳、思虑忧伤、惊吓等使宗筋失职，或经脉不利，影响宗筋功能，阳事不举，或经脉空虚，宗筋失养所致，病位在宗筋，与肾、心、脾、肝等有关。经络是足少阴经、足太阳经、任脉、足太阴经、足厥阴经、手少阴经等，可为单纯经脉病，或经筋病，或络脉病，多为经脉、经筋、络脉同时涉及。

## （三）诊断

1）病史：本病常有房劳过度、手淫频繁、久病体弱、或有消渴、惊悸、郁证等病史。

2）症状：成年男子性交时，阴茎痿而不举，或举而不坚，或坚而不久，无法进行正常性生活，但须除阴茎发育不良引起的性交不能。伴有神疲乏力，腰酸膝软，畏寒肢冷，夜寐不安，精神苦闷，胆怯多疑，或小便不畅，滴沥不尽等症。

### （四）治疗

阳痿多为功能性疾病，治疗单独刺皮即有疗效，也可配合针刺经脉、经筋等，器质性疾病不属治疗范围。

**（1）毛刺**

1）部位：足太阳经、足三阴经、手少阴经、任督脉腰骶部、下腹部、四肢皮肤。

2）刺法：①镵针毛刺：足太阳经、足三阴经、手少阴经、任督脉腰骶部、下腹部、四肢皮肤镵针循经毛刺，每隔 20～30mm 选一针刺点，腰骶部、下腹部要密集，以不出血为度，1 日 1 次，7 日 1 个疗程。②皮内针毛刺：腰骶部、下腹部、下肢等皮肤色泽改变处皮内针毛刺，以腰骶部为主，然后固定，每次 5～7 点，留针 3～5 日，下次另外选点，也可选已针刺部位。③梅花针毛刺：腰骶部、下腹部、下肢等皮肤改变处梅花针扣刺，以腰骶部为主，局部皮肤潮红为度，瘀血型也可微似出血，加拔火罐，1 日 1 次。

**（2）半刺**

1）部位：腰骶部。

2）刺法：久病患者腰骶部寻找反应点，褐色、红色等反应点镵针半刺，也可专用挑刺针挑刺，以挑断白色纤维状物为度，可有少量出血，辅料覆盖，每次 3～5 个点，7 日 1 次。

**（3）络刺**

1）部位：足太阳经、足三阴经、手少阴经等四肢血络，以下肢为主。

2）刺法：足太阳经、足三阴经、手少阴经等四肢血络锋针点刺，只刺血络外壁即可，多个血络，依次点刺，让其瘀血充分外流，也可加拔火罐 8～10min，3～5 日 1 次，2～3 次即可。

（4）赞刺

1）部位：肾俞、关元、三阴交、太溪等腧穴。

2）刺法：肾俞、关元、三阴交、太溪等腧穴锋针浅表点刺放血，一般宜少出血，2～3日1次。

# 第三节　风湿病

## 一、类风湿关节炎

### （一）概述

类风湿关节炎（RA）是一种常见的以关节组织慢性炎症为主要表现的系统性自身免疫性疾病。本病临床表现为双手、腕、膝和足关节等小关节受累为主的对称性、持续性关节炎，受累关节疼痛、肿胀、功能下降，病变呈持续、反复过程。病变关节主要病理表现为炎细胞浸润、滑膜增生、血管翳形成以及由此导致的软骨和骨的损伤。最终导致关节畸形和功能丧失。RA 在我国的发病率为 0.32%～0.36%，可发生于任何年龄，随着年龄增加发病率也逐步增加。一般女性多发，发病高峰在 45～50 岁。病程缠绵、反复，致残率高，属于痹病范畴，与历节病、风湿、鹤膝风等病相似。

### （二）病因病机

类风湿关节炎由于正气不足，外邪侵袭等使经络痹阻不通，聚于关节所致，初期为经络病变，可为单纯经脉病，或络脉病，或经筋病，多为经脉、经筋、络脉同时涉及，经络根据病变关节部位，涉及多条经络，涉及手足三阳经、三阴经。后期多涉及骨，出现关节变形、软组织骨化、骨融合，可影响多个脏腑，如心、肺、肝、肾、脾等。治疗单独取经脉，或经筋或络脉，多都有一定疗效，久病需要刺骨，多经脉、经筋、络脉、骨同时治疗。

### （三）诊断

1）病史：可有受凉、劳损史。

2）症状、体征：好发于女性，发病率为男性的 2 ～ 3 倍。可发生于任何年龄，高发年龄为 40 ～ 60 岁。临床常见几种类型：急进型：起病急骤，病情严重，愈发愈甚，持续发展，则病情难以控制，直至关节变形致残，卧床不起，生活不能自理，约占 10%；波浪型：病情起伏，波动不稳，缠绵不休，缓解与复发交替出现，迁延多年，对机体消耗甚大，造成全身情况差，形体消瘦，影响患者情绪，此型患者占绝大多数；弛缓型：发病起始重笃，经过及时治疗，病情得到控制，然后逐渐趋向缓和、稳定，甚至自然缓解，这类病型占 10% ～ 15%。

①晨僵：晨僵是本病的重要诊断依据之一，即患者晨起后或经过一段时间停止活动后，受累关节出现僵硬，活动受限。是由于患者不活动，关节周围组织水肿所致。随着关节活动增加，组织间液逐渐吸收，使晨僵缓解。晨僵首发生于手部关节，僵硬不适，不能握拳，随病情进展，可出现全身关节的僵硬感，晨僵的时间与病变程度相一致。②疼痛：最突出的症状是疼痛，程度与病变轻重和个体耐受性有关，常因天气变化、寒冷刺激、情绪波动、疲劳等加重。是由于滑膜炎症引起关节腔内压增高和炎症代谢产物堆积，产生对游离神经末梢过度的伤害性刺激所致。初期可表现为指、腕、趾、踝等小关节游走性疼痛。一旦关节肿胀，则疼痛开始相对固定，往往持续 6 周以上，而且当这个关节症状尚未消失时，另外关节又出现疼痛，即此处未消，他处又起。疼痛往往呈多发性，对称性。随着病变进展，肘、肩、膝、髋、颈椎可相继受累。活动期疼痛剧烈、持续，压痛明显，而缓解期多为钝痛。③肿胀：由于关节腔内渗出液增多，滑膜增生以及关节周围软组织炎性改变所致。关节周围均匀性肿大，少数发红。肿胀在四肢小关节显而易见，手指近端指间关节梭形肿胀是类风湿关节炎的特征性改变，多发生在中指，其次肿胀可出现在掌指关节和腕关节。④活动障碍：活动障碍为本病常见的体征。早期常由于炎性渗出、疼痛、肿胀

而出现活动受限，肿胀消失后活动功能恢复正常，随着病情发展，关节周围肌肉萎缩，滑膜绒毛状增生的肉芽组织压迫和消蚀软骨后使关节间隙变窄，而活动受限，继续发展，关节内发生纤维及骨性融合，最终使关节活动功能完全丧失。⑤关节畸形：晚期表现为关节畸形。由于关节周围肌肉、韧带等破坏，使关节产生某种特殊的畸形和运动异常⑥皮下结节：20%的患者出现皮下结节，多出现于关节隆突部位，如肘关节鹰嘴处，腕及指部伸侧，也可见于滑膜囊和腱鞘部位，呈圆形或卵圆形，一般直径 2～3mm，质地坚硬，无触痛，在皮下可自由移动，也可与深层组织黏附。⑦类风湿性血管炎：为血管的炎性改变，管腔狭窄，血栓形成，血管闭塞，表现为指趾坏疽、甲床瘀斑和内脏损害等。⑧其他全身并发症：常伴有全身疲乏感、食欲不振、消瘦、手足麻木和刺痛等。心脏损害表现为心包炎、心肌炎、心内膜炎和全心炎，肺损害表现为类风湿性胸膜炎、弥散性肺间质纤维化、类风湿尘肺等，眼损害表现为巩膜炎、角膜结膜炎、穿孔性巩膜软化。本病还可发生神经系统、血液系统、消化系统等多脏器损害。

3）辅助检查：①血沉：活动期 RA 血沉明显增快，随病情缓解而下降。②C—反应蛋白：RA 时 C 反应蛋白普遍升高，与病情密切相关。③类风湿因子（RF）：RF 多阳性。④x 线检查：Ⅰ期，正常或关节端骨质疏松。Ⅱ期，关节端骨质疏松，偶有关节软骨下囊样破坏或骨侵蚀改变。Ⅲ期，明显的关节软骨下囊样破坏，关节间隙狭窄，关节半脱位等畸形。Ⅳ期，除Ⅱ、Ⅲ期改变外，并有纤维性或骨性强直。

### （四）治疗

类风湿关节炎为疑难病症，发作期用镵针毛刺、络刺、赞刺，缓解期用皮内针、梅花针毛刺、镵针半刺疗效肯定，也可配合针刺经脉、经筋、骨等，活动期宜配合西药系统治疗。

### （1）毛刺

1）部位：累及关节等涉及经脉皮肤。

2）刺法：①镵针毛刺：任督脉、累及关节等涉及经脉皮肤镵针循经毛刺，每隔 20～30mm 选一针刺点，病变关节要密集，以不出血为度，1 日 1 次，7 日 1 个疗程。②皮内针毛刺：累及关节、支配关节背俞穴等皮肤色泽改变处、压痛点皮内针毛刺，然后固定，每次 5～7 点，留针 3～5 日，下次另外选点。③梅花针毛刺：累及关节等压痛处皮肤梅花针扣刺，以局部皮肤潮红为度，病重者也可微似出血，加拔火罐，1 日 1 次。④毫针毛刺：也可辨证分经，随经选穴，毫针毛刺腧穴，1 日 1 次。

**（2）半刺**

1）部位：累及关节对应背部反应点、背俞穴。

2）刺法：累及关节对应背部反应点、背俞穴寻找反应点，褐色、红色等反应点镵针半刺，也可专用挑刺针挑刺，以挑断白色纤维状物为度，可有少量出血，辅料覆盖，每次 3～5 个点，7 日 1 次。

**（3）络刺**

1）部位：累及关节、经脉血络。

2）刺法：累及关节、经脉血络锋针点刺，只刺血络外壁即可，细小血络，毫针点刺，多个血络，依次点刺，让其瘀血充分外流，也可加拔火罐 8～10min，3～5 日 1 次。

**（4）赞刺**

1）部位：病变关节及周围等压痛点。

2）刺法：急性期或发作期病变关节及周围等压痛点锋针浅表点刺放血，可加拔火罐，2～3 日 1 次。

## 二、强直性脊柱炎

### （一）概述

强直性脊柱炎（AS）是一种慢性进行性疾病，主要侵犯骶髂关节、脊柱骨突、脊柱旁软组织及外周关节，并可伴发关节外表现，严重者可发生脊柱畸形和关节强直。男性多见，男女比例为 10.6 : 1，女性发病缓慢且病情较轻。发病年龄通常在 18 ～ 22 岁，30 岁以后及 8 岁以前发病者少见，为督脉病证，属于腰痛、痹证等范畴。

### （二）病因病机

强直性脊柱炎由于先天督脉空虚，足太阳阳气不足，加之受凉、劳累，使腰背经络不通，不通则痛所致脊柱等疼痛、活动受限，与肾、脾、肝等有关，后期影响多个脏腑。经络是督脉、足太阳经等病，并发症可涉及手足三阴、三阳经，可为单纯经脉病、或经筋病、或络脉病，中后期至骨，以骨的表现为主，出现肌腱、韧带的钙化、骨化、骨的融合，同时又有经脉、经筋、络脉异常。

### （三）诊断

1）病史：多发生于 10 ～ 40 岁男性，高峰年龄为 20 ～ 30 岁，40 岁以后发病者少见。女性较男性少见，病情进展比较缓慢，多有家族遗传史。

2）症状：①疼痛和功能受限：初发症状常为下腰、臀、髋部疼痛和活动不便（腰僵），阴雨天或劳累后加重，休息或遇热减轻。其疼痛常因腰部扭转、碰撞，或咳嗽、喷嚏加重。持续数月即缓解消失，随着病变的进展，疼痛和腰僵均变为持续性，卧床休息后不能缓解，疼痛性质变为深部钝痛、刺痛、酸痛或兼有疲劳感，甚至可使患者在凌晨从睡梦中痛醒。疼痛和脊柱活动受限逐渐上行扩展到胸椎和颈椎，只有少部分呈下行性发展。患者可出现胸痛、呼吸运动减弱，胸椎和肋椎关节病变可刺激肋间神经，引起肋间神经痛，易误诊为心绞痛。为减轻疼痛，患者喜欢采取脊柱前屈的姿势，日久脊柱发生驼背畸形。②其他症状：年龄较小的患者，始发症状为单侧或双侧膝肿痛、积液，部分患者早期可在大转子、坐骨结节、跟骨结节和耻骨联合等肌腱附着点出现疼痛、压痛或肿胀。约有 20% 的患者呈急骤发病，有较高的体温和明显的全身症状，脊柱、骶髂关节、膝、肩等关节均可同时被累及。如果脊柱和双侧髋、膝关节均在畸形位强直，患者多数被迫卧床不起，如勉强行走必须借助于拐杖或板凳；如强直在功能位，患者尚能直立，并能利用身体的转动和小腿关节的背屈和跖屈活动缓慢步行。部分患有复发性虹膜炎，引起复发性眼痛和视力减退。

3）体征：①脊柱僵硬和姿势改变：早期可见到平腰（腰椎前凸减少或消失）及腰椎背伸受限；晚期可见到腰椎前凸反向变为后凸，脊柱各方面活动均受到限制。髋关节有内收、外展畸形，脊柱侧凸很少见到。晚期有脊柱侧凸时可见到乏弓弦征，即侧弯活动时，凹侧椎旁肌肉像弓弦一样紧张。患者整个脊柱发展成纤维性或骨性强直时，脊柱活动则完全丧失，脊背呈板状固定，严重者呈驼背畸形，甚至迫使站立时只能脸向地面，只可向下看不能向前看，更不能向上看，有的患者需由别人牵手引路才敢前行。②胸廓呼吸运动减少：一般认为，胸部的周径扩张度少于3cm者为阳性，表示其扩张受限，严重时可消失。③骶髂关节检查：挤压旋转骶髂关节而引起疼痛，是早期骶髂关节炎可靠的体征。检查骶髂关节多呈阳性，一般可使用以下方法：①骨盆分离法：双手压患者髂前上棘向后、向外，使骶髂关节张开。②骨盆挤压法：髂骨嵴处用力向中线挤压髂骨，从而使骶髂关节受到挤压。③骶骨下压法：患者俯卧，检查者用双手压迫骶骨向前。④周围受累关节的体征：早期可见受累关节肿胀、积液和局部皮肤发热，晚期可见各种畸形，髋关节出现屈曲挛缩和内收、外展或旋转畸形，骨性强直机会多；膝可呈屈曲挛缩畸形，常可见到髋膝综合征和站立时的"Z"形姿势。⑤肌腱附着点病变体征：大转子、坐骨结节、髂骨嵴、耻骨联合和跟骨结节都能发生病变，但因其接近病变的中心发病区，症状、体征易被掩盖。而跟骨结节远离发病中心部位且位置表浅，故症状、体征易引起注意，且特别突出明显。早期即可见跟腱附着处红、肿、热、压痛、跛行，如合并跟腱前、后滑膜囊炎，则肿胀更显著。晚期，因骨质增生，可看到或触到局部骨性粗大畸形。

4）实验室检查：在早期和活动期，80%的患者血沉增快，在静止期或晚期血沉多降至正常。C—反应蛋白：活动期C反应蛋白普遍升高。组织相容抗原（HLA—B$_{27}$）为阳性。

5）X线检查：AS最早的变化发生在骶髂关节。该处的X线片显示软骨下骨缘模糊，骨质糜烂，关节间隙模糊，骨密度增高及关节融合。通常按X线片骶髂关节炎的病变程度分为5级：0级正常，I级可疑，II级有轻度骶髂关节炎，III级有中度骶髂关节炎，IV级为关节融合强直。

## （四）治疗

强直性脊柱炎为进行性加重病证，刺皮疗法治疗有效，尤其缓解期镵针半刺、皮内针毛刺对于提高机体抵抗力有较好作用，发作期镵针、梅花针毛刺、刺络、赞刺也有较好疗效，也可配合针刺取经脉、经筋，甚至刺骨。

### （1）毛刺

1）部位：颈胸腰骶部、下肢等足太阳经、督脉，涉及外周关节、内脏者加相关经脉皮肤。

2）刺法：①镵针毛刺：颈胸腰骶部、下肢等足太阳经、督脉，涉及外周关节、内脏者加相关经脉皮肤镵针循经毛刺，每隔20～30mm选一针刺点，颈胸腰骶部要密集，以不出血为度，1日1次，7日1个疗程。②皮内针毛刺：颈胸腰骶部、下肢等皮肤色泽改变处、压痛点皮内针毛刺，然后固定，每次5～7点，交替进行，留针3～5日，下次另外选点。③梅花针毛刺：颈胸腰骶部、下肢等压痛处皮肤梅花针扣刺，以局部皮肤潮红为度，病重者也可微似出血，加拔火罐，1日1次。④毫针毛刺：也可辨证分经，随经选取足太阳经、督脉等腧穴，毫针平刺，1日1次。

### （2）半刺

1）部位：颈胸腰骶部。

2）刺法：颈胸腰骶部等寻找反应点，褐色、红色等反应点镵针半刺，也可专用挑刺针挑刺，以挑断白色纤维状物为度，可有少量出血，辅料覆盖，每次3～5个点，7日1次，要坚持针刺治疗。

### （3）络刺

1）部位：足太阳、足少阴等下肢血络，外周关节及附近血络。

2）刺法：足太阳、足少阴等下肢血络，外周关节及附近血络锋针点刺，只刺血络外壁即可，多个血络，依次点刺，让其瘀血充分外流，可加拔火罐，3 日 1 次，2～3 次即可。

（4）赞刺

1）部位：颈胸腰骶部、外周关节处等压痛点。

2）刺法：急性期或发作期颈胸腰骶部、外周关节处等压痛点锋针浅表点刺放血，可加拔火罐，2～3 日 1 次。

## 三、痛风

### （一）概述

痛风是由于嘌呤代谢紊乱、血尿酸增高导致尿酸结晶沉积在关节及皮下组织而引起的一种急性关节炎、痛风结石形成，严重者可致关节畸形和活动功能障碍，临床特点是高尿酸血症。痛风性关节炎是由痛风引起的突然发生关节红肿和剧痛，多为跖趾、外踝关节疼痛难忍，活动受限，易反复发作的病证。近年来随着生活水平的提高我国痛风发病逐年升高，成为仅次于糖尿病的代谢病。痛风的发病年龄以 40 岁左右达最高峰，属于痹证、历节风等范畴。

### （二）病因病机

痛风由于正气不足，饮食不节，外邪侵袭等使经络运行不通，痰瘀凝聚，聚于筋骨化热所致，初期为经络病变，可为单纯经脉病，或经筋病，或络脉病，多为经脉、经筋、络脉同时涉及，经络根据病变部位，涉及多条经络，以足三阴经为主，后期涉及骨，出现骨的形态、功能改变，可影响多个脏腑，如脾、心、肝、肾等。

### （三）诊断

1）病史：多见于中老年男性，可有饮酒和进食高蛋白食物史。

2）症状：①无症状高尿酸血症：仅有血清尿酸浓度的增高而无临床症状。只有在发生关节炎时才称为痛风。②急性痛风性关节炎：起病急骤，疼痛剧烈，关节周围软组织出现明显的红肿热痛，痛甚剧烈，甚至不能忍受被褥的覆盖。大关节受累时可有关节渗液，半数以上患者首发于踇趾，跖趾、踝、膝、指、腕、肘关节亦为好发部位，以春秋季节多发，半夜起病者较多。③痛风石及慢性关节炎：尿酸盐在关节内沉积增多，炎症反复发作进入慢性阶段而不能完全消失，引起关节骨质侵蚀及周围组织纤维化，使关节发生僵硬、活动受限、畸形，严重影响关节功能。尿酸盐结晶在关节附近肌腱、腱鞘及皮肤结缔组织中沉积，形成黄白色、大小不一的隆起赘生物，即痛风石，可小如芝麻，大如鸡蛋或更大，典型部位为耳轮。④肾脏病变：长期痛风患者约 1/3 有肾损害，表现为单侧或双侧腰痛、浮肿、血压升高、尿路结石、少尿、无尿、氮质血症、肾功能衰竭等。

3）辅助检查：①血尿酸测定：正常男性（261.8±59.5)/mol/L，女性（202.3±53.4)/（mol/L）。痛风患者高于正常值。②X线检查：可有软组织肿胀，关节软骨缘破坏，关节面不规则，继之关节间隙狭窄，软骨下骨内及骨髓内均见痛风石沉积、骨质疏松，以致骨质呈凿孔样缺损如虫蚀，大小不一，其边缘锐利呈半圆形或连续弧形，可有增生钙化，严重者骨折。

## （四）治疗

痛风为代谢性疾病，急性发作期镵针毛刺、刺络、赞刺有较好疗效，可以较快缓解症状，巩固疗效用皮内针毛刺、镵针半刺、梅花针毛刺等，关节发生僵硬、畸形者需要刺骨，多经脉、经筋、络脉、骨同时针刺，配合合理饮食。

### （1）毛刺

1）部位：任督脉、病变关节等涉及经脉皮肤。

2）刺法：①镵针毛刺：任督脉、病变关节等涉及经脉皮肤镵针循经毛刺，每隔 20～30mm 选一针刺点，前胸、后背、病变附近要密集，以不出血为度，1 日 1 次，7 日 1 个疗程。②皮内针毛刺：支配病变部位背俞穴、病变关节局部、附近等皮肤色泽改变处、压痛点皮内针毛刺，然后固定，每次 5～7 点，留针 3～5 日，下次另外选点。③梅花针毛刺：病变关节局部、附近等皮肤色泽改变、压痛处梅花针扣刺，以局部皮肤潮红为度，病重者也可微似出血，1 日 1 次。

**（2）半刺**

1）部位：相应腰背部。

2）刺法：相应腰背部等寻找反应点，褐色、红色等反应点镵针半刺，也可专用挑刺针挑刺，以挑断白色纤维状物为度，可有少量出血，辅料覆盖，每次 3～5 个点，7 日 1 次。

**（3）络刺**

1）部位：相关经脉血络。

2）刺法：相关经脉血络锋针点刺，只刺血络外壁即可，局部肿胀较重，可多刺，多个血络，依次点刺，让其瘀血充分外流，多可快速缓解症状，1 日 1 次，或 1 日 2 次，症状缓解后停止。

**（4）赞刺**

1）部位：局部压痛点。

2）刺法：发作期局部压痛点锋针浅表密集点刺放血，可加拔火罐，尽量多出血，1 日 1 次。

# 第四节　妇科病证

## 一、痛经

### （一）概述

痛经为最常见的妇科病症，指行经前后或月经期出现下腹部疼痛、坠胀，伴有腰酸或其他不适。痛经分为原发性痛经和继发性痛经两类，原发性痛经指生殖器官无器质性病变的痛经，占痛经 90% 以上，继发性痛经指由盆腔器质性疾病引起的痛经，痛经又称经行腹痛。

## （二）病因病机

痛经由于七情损伤、饮食生冷等阻滞经络，使经络运行不通，不通则痛，或先天不足，肝肾亏虚，经络、胞宫失养，不荣则痛所致。病位在胞宫，与肾、肝、脾相关，经络是足少阴、厥阴、太阴、任脉、足太阳经等，可为单纯经脉病、或络脉病，多为经脉、络脉同时涉及。

## （三）诊断

1）病史：原发性痛经青春期多见，常在初潮后 1～2 年内发病。

2）症状：疼痛多自月经来潮后开始，最早出现在经前 12 小时，以行经第 1 日疼痛最剧烈，持续 2～3 日后缓解。可呈酸痛、冷痛、胀痛、刺痛、隐痛、坠痛、绞痛、痉挛性痛、撕裂性痛等，过度紧张焦虑、悲伤、过劳或受冷等加重，疼痛常呈痉挛性，位于下腹部耻骨上，可放射至腰骶部和大腿内侧，可伴有乳房胀痛、肛门坠胀、胸闷、烦躁、悲伤易怒、心惊、失眠、头痛、头晕、恶心、呕吐、胃痛、腹泻、倦怠乏力、面色苍白、四肢冰凉、冷汗淋漓、虚脱昏厥等。

3）妇科检查及辅助检查：多无异常发现。

## （四）治疗

痛经为周期性疾病，疼痛发作时镵针毛刺、梅花针毛刺、刺络，经前皮内针毛刺、镵针半刺，宜经前数天开始治疗，周期性治疗坚持 3 个月以上。

### （1）毛刺

1）部位：足三阴经、足太阳经、任督脉等腰骶部、下腹部、下肢皮肤。

2）刺法：①镵针毛刺：足三阴经、足太阳经、任督脉等腰骶部、下腹部、下肢皮肤镵针循经毛刺，每隔 20～30mm 选一针刺点，腰骶部、下腹部要密集，以不出血为度，1 日 1 次，7 日 1 个疗程。②皮内针毛刺：腰骶部、下腹部、下肢等皮肤色泽改变处、压痛点皮内针毛刺，然后固定，每次 5～7 点，留针 3～5 日，下次另外选点。③梅花针毛刺：瘀血型腰骶部、下腹部等梅花针扣刺，以局部皮肤潮红为度，加拔火罐，1日1次。

（2）半刺

1）部位：腰骶部。

2）刺法：久病患者腰骶部寻找反应点，褐色、红色等反应点镵针半刺，也可专用挑刺针挑刺，以挑断白色纤维状物为度，可有少量出血，辅料覆盖，每次3～5个点，7日1次。

（3）络刺

1）部位：足太阳经、足三阴经等下肢血络。

2）刺法：瘀血型足太阳经、足三阴经等下肢血络锋针点刺，只刺血络外壁即可，多个血络，依次点刺，让其瘀血充分外流，也可加拔火罐8～10min，3日1次，没有病理性血络即停刺。

（4）赞刺

1）部位：腰骶部。

2）刺法：瘀血型腰骶部锋针浅表密集点刺放血，可加拔火罐，2～3日1次。

（5）瘢痕针刺

1）部位：瘢痕局部。

2）刺法：毫针顺经脉走向沿皮刺疏通，1日1次。小针刀、微铍针顺经脉走向皮下疏通，5日1次。

## 二、闭经

### （一）概述

女子年逾18周岁，月经尚未来潮，或月经来潮后又中断6个月以上者，除妊娠、哺乳期等生理性闭经外，称为闭经，前者称原发性闭经，后者称继发性闭经，极少女子暗经、女子年龄49岁左右闭经，属正常生理现象，古称女子不月、月事不来、经水不通、经闭等。

## （二）病因病机

闭经由于先天不足、七情损伤、感受寒邪、产育失血等精血不足，胞宫失养，无血可下，或经络瘀阻，无法下行所致。病位在胞宫，与肾、肝、脾、胃相关，经络是足少阴、厥阴、太阴、任脉、足太阳、足阳明经等，可为单纯经脉病、或络脉病，多为经脉、络脉同时涉及。

## （三）诊断

1）月经停止 6 个月者即可诊断闭经，根据病史可进一步诊断原发性闭经或继发性闭经。

2）闭经原因的诊断较复杂，常用诊断方法有：①询问病史：如经、带、胎、产史、服药史，精神因素、各种疾病等。②体格检查：全身和盆腔检查。③辅助检查：孕酮试验、雌激素试验、卵巢功能和垂体功能检查等。

3）闭经应与早孕鉴别，尿妊娠试验、妇科检查和 B 超可协助诊断。

## （四）治疗

刺皮疗法治疗功能性闭经有一定疗效，对于器质病变引起闭经，只起配合作用，也可配合针刺经脉、经筋等。

### （1）毛刺

1）部位：足太阳经、足三阴经、足阳明经、任督脉等腰骶部、下腹部、下肢皮肤。

2）刺法：①镵针毛刺：足太阳经、足三阴经、足阳明经、任督脉等腰骶部、下腹部、下肢皮肤镵针循经毛刺，每隔 20 ～ 30mm 选一针刺点，腰骶部、下腹部要密集，以不出血为度，1 日 1 次，7 日 1 个疗程。②皮内针毛刺：腰骶部、下腹部、下肢等皮肤色泽改变处皮内针毛刺，然后固定，每次 5 ～ 7 点，留针 3 ～ 5 日，下次另外选点。③梅花针毛刺：瘀血型腰骶部、下腹部等梅花针扣刺，以局部皮肤潮红为度，加拔火罐，1 日 1 次。

### （2）半刺

1）部位：腰骶部。

2）刺法：久病患者腰骶部寻找反应点，褐色、红色等反应点镵针半刺，也可专用挑刺针挑刺，以挑断白色纤维状物为度，可有少量出血，辅料覆盖，每次 3 ～ 5 个点，7 日 1 次。

**（3）络刺**

1）部位：足太阳经、足三阴经、足阳明经等下肢血络。

2）刺法：瘀血型足太阳经、足三阴经、足阳明经等下肢血络锋针点刺，只刺血络外壁即可，多个血络，依次点刺，让其瘀血充分外流，也可加拔火罐 8 ～ 10min，3 日 1 次，没有病理性血络即停刺。

**（4）赞刺**

1）部位：腰骶部。

2）刺法：瘀血型腰骶部锋针浅表密集点刺放血，可加拔火罐，2 ～ 3 日 1 次。

## 三、乳腺增生症

### （一）概念

乳腺增生症是乳腺上皮和纤维组织增生，乳腺组织导管和乳小叶在结构上的退行性病变及进行性结缔组织的生长出现乳房周期性胀痛、乳房肿块等的病证。乳腺增生症是女性最常见的乳房疾病，其发病率占乳腺疾病的首位，近年来该病发病率呈逐年上升的趋势，年龄也越来越低龄化，多见于 25 ～ 45 岁的女性，属于乳癖、乳核、乳痰等范畴。

### （二）病因病机

乳腺增生症由于七情损伤、冲任失调等气机失常，气滞则血瘀，气滞则水湿停聚为痰，气、血、痰郁结于乳房所致。病位在乳房，与胃、肾、肝、脾等相关，经络是足阳明经、足少阴、厥阴、太阴、任脉、足太阳等，可为单纯经脉病，或络脉病，多为经脉、络脉同时涉及。

## （三）诊断

1）乳房周期性疼痛：起初为胀痛，月经前疼痛加剧，行经后疼痛减退或消失，疼痛性质分为胀痛、刺痛、窜痛、隐痛或触痛，严重者经前经后均呈持续性疼痛。有时疼痛向腋部、肩背部、上肢等处放射，疼痛多为双侧，也可单侧，患者常感情志不畅或心烦易怒，情绪变化、劳累、天气变化加重。

2）乳房肿块：肿块可发于单侧或双侧乳房内，单个或多个，好发于乳房外上象限，亦可见于其他象限。肿块形状有片块状、结节状、条索状、颗粒状等，其中以片块状为多见。肿块边界不明显，质地中等或稍硬韧，活动好，与周围组织无粘连，常有触痛。肿块大小不一，小者如粟粒般大，大者可逾 30 ～ 40mm。乳房肿块也随月经周期而变化，月经前肿块增大变硬，月经来潮后肿块缩小变软。

3）触痛：乳房可有触压痛，以外上侧及中上部为明显。

4）乳头溢液：少数患者可出现乳头溢液，为自发溢液，草黄色或棕色浆液性溢液。

5）月经失调：本病患者可兼见月经前后不定期，量少或色淡，可伴痛经。

6）钼靶 X 线检查：结节型见孤立、密集、散在结节，颗粒大小不一。小片状、小球型、半原型致密团型见密度较高，为瘤样增大。大片状、肥厚型见高致密为主，边界清楚。

## （四）治疗

乳腺增生症为随月经周期加重性病证，经前数日、经行 2 ～ 3 日刺皮镵针毛刺、梅花针毛刺、刺络，其余时间皮内针毛刺、镵针半刺，多都有较好疗效，也可配合针刺经脉、经筋，要坚持治疗数个周期。

### （1）毛刺

1）部位：足三阴经、足太阳、阳明经等上背部、肩胛部、腋下部、胸腹部、下肢皮肤。

2）刺法：①镵针毛刺：足三阴经、足太阳、阳明经等上背部、肩胛部、腋胸部、下肢皮肤镵针循经毛刺，每隔 20 ～ 30mm 选一针刺点，上背部、肩胛部、腋下部、胸腹部要密集，以不出血为度，1 日 1 次，7 日 1 个疗程。②皮内针毛刺：上背部、肩胛部、腋胸部、下肢等皮肤色泽改变处、压痛点皮内针毛刺，然后固定，每次 5 ～ 7 点，留针 3 ～ 5 日，下次另外选点，也可选已针刺部位。③梅花针毛刺：上背部、肩胛部、腋胸部梅花针扣刺，以局部皮肤潮红为度，瘀血型也可微似出血，加拔火罐，1 日 1 次。④毫针毛刺：也可辨证分经，随经选穴，毫针毛刺腧穴、阿是穴，1 日 1 次。

**（2）半刺**

1）部位：上背部、肩胛部。

2）刺法：久病患者上背部、肩胛部寻找反应点，褐色、红色反应点、压痛处镵针半刺，以挑断白色纤维状物为度，可有少量出血，辅料覆盖，每次 3 ～ 5 个点，7 日 1 次。

**（3）络刺**

1）部位：足三阴经、足太阳、阳明经等下肢血络。

2）刺法：足三阴经、足太阳、阳明经等下肢血络锋针点刺，只刺血络外壁即可，多个血络，依次点刺，让其瘀血充分外流，也可加拔火罐 8 ～ 10min，3 日 1 次，没有病理性血络即停刺。

**（4）赞刺**

1）部位：上背部、肩胛部、上胸部压痛点。

2）刺法：上背部、肩胛部、上胸部压痛点锋针浅表点刺放血，可加拔火罐，2 ～ 3 日 1 次。

# 四、不孕症

## （一）概述

不孕症为一年未采取任何避孕措施，性生活正常而没有成功妊娠。主要分为原发不孕及继发不孕。原发不孕为从未受孕；继发不孕为曾经怀孕以后又不孕，大约影响到 10%～15% 的育龄夫妇。

### （二）病因病机

不孕由于先天不足、肝肾亏虚、房事不节、七情损伤等肾气虚弱、精血不足，胞宫失养，或痰瘀阻滞胞宫，无以妊子所致。病位在胞宫，与肾、肝、脾相关，经络是足少阴、厥阴、太阴、太阳、任脉、冲脉等，可为单纯经脉病，或络脉病，多为经脉、络脉同时涉及。

### （三）诊断

1）有正常性生活的配偶，没有避孕，1 年后仍不怀孕。

2）月经紊乱：一是经期延长，常见于黄体功能不全及子宫内膜炎症。二是经量改变，经量过多、过少。三是月经周期改变，月经提早或延迟。

3）白带异常：有阴道炎、宫颈炎、宫颈糜烂、子宫内膜炎、附件炎、盆腔炎及各种性传播疾病存在时会出现白带增多、色黄、有气味，呈豆腐渣样或水样，或伴外阴痒、痛等，而这些疾病又都可不同程度地影响受孕。

4）溢乳：非哺乳期乳房自行或挤压后有乳汁溢出，多提示有下丘脑功能不全、垂体肿瘤、泌乳素瘤或原发性甲状腺功能低下，慢性肾功能衰竭等疾病，也可以由避孕药及利血平等降压药引起。溢乳常常合并闭经导致不孕。

5）痛经：子宫内膜异位、盆腔炎、子宫肌瘤、子宫发育不良、子宫位置异常等疾病存在时可出现行经腹痛。

6）闭经：年龄超过 18 岁尚无月经来潮，月经来潮后又连续停经超过 6 个月，闭经引起的不孕为数不少。

7）月经前后诸症：少数妇女月经前后周期性出现"经前乳胀""经行头痛""经行泄泻""经行浮肿""经行发热""经行口糜""经前面部痤疮""经行风疹块""经行抑郁或烦躁"等一系列症状，常因内分泌失调黄体功能不健引起，常可导致不孕。

8）腹痛：慢性下腹、两侧腹隐痛或腰骶痛，常常是有盆腔炎、子宫肌炎、卵巢炎、子宫内膜异位症、子宫、卵巢肿瘤时出现。

9）检查：①系统检查：全身检查了解患者的病情，生殖系统检查有视诊、触诊、阴道窥镜检查、内诊，了解女性的阴道、子宫、宫颈、输卵管、卵巢及盆腔的大致情况。②排卵检测：通过基础体温测定以及宫颈黏液检查或激素测定来判断排卵是否正常。③输卵管通畅检查：通过通气检查、输卵管造影检查等，了解输卵管通畅与否，以及子宫输卵管发育是否正常，有无畸形等。④子宫内膜检查：通过子宫内膜活检了解子宫内膜的功能效果。⑤内分泌功能测定：月经周期的不同时间做血清雌激素、孕激素水平的测定，了解卵巢功能的情况，测定基础代谢率，了解甲状腺功能。

### （四）治疗

单独刺皮疗法选择性运用治疗不孕症有一定疗效，多配合针刺经脉等，要分清原因，必要时配合其他西医疗法，且要坚持针刺治疗。

### （1）毛刺

1）部位：足太阳经、足三阴经、任督脉等腰骶部、下腹部、下肢皮肤。

2）刺法：①镵针毛刺：足太阳经、足三阴经、任督脉等腰骶部、下腹部、下肢皮肤镵针循经毛刺，每隔20～30mm选一针刺点，腰骶部、下腹部要密集，以不出血为度，1日1次，7日1个疗程。②皮内针毛刺：腰骶部、下腹部、下肢等皮肤色泽改变处皮内针毛刺，以腰骶部为主，然后固定，每次5～7点，留针3～5日，下次另外选点。③梅花针毛刺：腰骶部、下腹部、下肢等梅花针扣刺，以腰骶部为主，以局部皮肤潮红为度，瘀血型也可微似出血，加拔火罐，1日1次。

### （2）半刺

1）部位：腰骶部。

2）刺法：腰骶部寻找反应点，褐色、红色等反应点镵针半刺，也可专用挑刺针挑刺，以挑断白色纤维状物为度，可有少量出血，辅料覆盖，每次 3 ～ 5 个点，7 日 1 次。

（3）络刺

1）部位：足太阳经、足三阴经等下肢血络。

2）刺法：足太阳经、足三阴经等下肢血络锋针点刺，只刺血络外壁即可，多个血络，依次点刺，让其瘀血充分外流，也可加拔火罐 8 ～ 10min，3 ～ 5 日 1 次，没有病理性血络即停刺。

## 五、更年期综合征

### （一）概述

更年期综合征又称围绝经期综合征，指妇女绝经前后出现性激素波动或减少所致的一系列以自主神经系统功能紊乱为主，伴有神经心理症状的一组症候群，如月经紊乱、眩晕、耳鸣、烘热汗出、面红潮热、烦躁易怒、肢面浮肿等各种症状，也称绝经前后证候、经断前后诸症。

### （二）病因病机

更年期综合征由于先天不足、劳逸失度、七情损伤年老体虚等使肾精不足、肾阴阳失去平衡、经络失于协调所致。病位在肾，与肝、脾、心相关，经络或虚弱，或郁滞，涉及足少阴、厥阴、太阴、任脉、冲脉、足太阳经、手少阴经等，可为单纯经脉病，或络脉病，可为经脉、络脉同时涉及。

### （三）诊断

1）病史：多发生于 45 ～ 55 岁。

2）症状：月经周期改变：或月经周期延长，经量减少，最后绝经。或月经周期不规则，经期延长，经量增多，甚至大出血或出血淋漓不断，然后逐渐减少而停止。或月经突然停止。

血管舒缩症状：潮热、出汗，潮热起自前胸，涌向头颈部，然后波及全身，少数妇女仅局限在头、颈和乳房。在潮红的区域患者感到灼热，皮肤发红，紧接着爆发性出汗。持续数秒至数分钟不等，发作频率每天数次至 30 ～ 50 次，夜间或应激状态易促发。

可出现轻重不等的症状，有人在绝经过渡期症状已开始出现，持续到绝经后 2 ～ 3 年，少数人可持续到绝经后 5 ～ 10 年症状才有所减轻或消失。人工绝经者往往在手术后两周即可出现围绝经期综合征，术后两个月达高峰，可持续两年之久。

3）检查：促卵泡生成激素升高，雌二醇与孕酮水平下降。

### （四）治疗

更年期综合征治疗选择性刺皮，可缓解症状，缩短病程，多与针刺经脉、络脉同时治疗，重证患者需要刺骨。

**（1）毛刺**

1）部位：足太阳经、足三阴经、手少阴经、任督脉等背腰骶部、头部、四肢皮肤。

2）刺法：①镵针毛刺：足太阳经、足三阴经、手少阴经、任督脉等背腰骶部、头部、四肢皮肤镵针循经毛刺，每隔 20 ～ 30mm 选一针刺点，背腰骶部、头部部要密集，以不出血为度，1 日 1 次，7 日 1 个疗程。②皮内针毛刺：背腰骶部、头部、下肢等皮肤色泽改变处、压痛点皮内针毛刺，然后固定，每次 5 ～ 7 点，留针 3 ～ 5 日，下次另外选点。③梅花针毛刺：背腰骶部、头部等梅花针扣刺，以局部皮肤潮红为度，瘀血型也可微似出血，加拔火罐，1 日 1 次。

**（2）半刺**

1）部位：背腰骶部。

2）刺法：背腰骶部寻找反应点，褐色、红色等反应点镵针半刺，也可专用挑刺针挑刺，以挑断白色纤维状物为度，可有少量出血，辅料覆盖，每次 3 ～ 5 个点，7 日 1 次。

（3）络刺

1）部位：足太阳经、足三阴经、手少阴经等四肢血络，以下肢为主。

2）刺法：足太阳经、足三阴经、手少阴经等四肢血络锋针点刺，只刺血络外壁即可，多个血络，依次点刺，让其瘀血充分外流，也可加拔火罐8～10min，3～5日1次，没有病理性血络即停刺。

# 六、带下病

## （一）概述

带下病是以阴道分泌物量多为主，带下色白、质稀、味腥，或色黄、质稠如涕如脓，且连绵不断，或伴全身、局部症状者的病证。古有五色带之名，尤以白带、黄带为多见。多因脾虚湿热，或寒湿困脾而致冲任不固，带脉失约所致，可见于现代医学的阴道炎、子宫颈炎、盆腔炎、卵巢早衰、闭经等疾病引起的带下增多等。

## （二）病因病机

带下病由于感受湿邪、饮食劳倦、损伤脾肾等使湿邪阻滞经络、脾肾阳虚、湿邪下注、带脉不固所致。病位在胞宫，与肾、脾等相关，既是脏腑病，也是经络病，经络是足少阴、太阴、任脉、冲脉、足太阳经等，可为单纯经脉病，或络脉病，或经脉、络脉合病。

## （三）诊断

1）病史：患者多有经期、产后不洁，手术后感染、手术切除双侧卵巢、盆腔放疗、肿瘤化疗、产后大出血等病史。

2）症状：带下量较平时明显增多，色、质、味异常，多伴有外阴、阴道瘙痒、灼热、疼痛等局部症状，或伴有全身症状者。

## （四）治疗

带下病刺皮选择性运用能调节足少阴、太阴经、任冲脉、带脉的功能，有一定疗效，多配合针刺经脉等。

（1）毛刺

1）部位：足少阴、太阴经、足太阳经、任督等脉腰骶部、下腹部、下肢皮肤。

2）刺法：①镵针毛刺：足少阴、太阴经、足太阳经、任督等脉腰骶部、下腹部、下肢皮肤镵针循经毛刺，每隔20～30mm选一针刺点，腰骶部、下腹部要密集，以不出血为度，1日1次，7日1个疗程。②皮内针毛刺：腰骶部、下腹部、下肢等皮肤色泽改变处、压痛点皮内针毛刺，然后固定，每次5～7点，留针3～5日，下次另外选点，也可选已针刺部位。③梅花针毛刺：腰骶部、下腹部、下肢等肤色改变、压痛处梅花针扣刺，以腰骶部为主，以局部皮肤潮红为度，瘀血者也可微似出血，加拔火罐，1日1次。

（2）半刺

1）部位：腰骶部。

2）刺法：腰骶部寻找反应点，褐色、红色等反应点镵针半刺，也可专用挑刺针挑刺，以挑断白色纤维状物为度，可有少量出血，辅料覆盖，每次3～5个点，7日1次。

（3）络刺

1）部位：足少阴、太阴经、足太阳经等下肢血络。

2）刺法：足少阴、太阴经、足太阳经等下肢血络锋针点刺，只刺血络外壁即可，多个血络，依次点刺，让其瘀血充分外流，也可加拔火罐8～10min，3～5日1次，没有病理性血络即停刺。

# 第五节　五官科病证

## 一、耳鸣耳聋

### （一）概述

耳鸣是感觉耳内有蝉鸣声、嗡嗡声、嘶嘶声等单调或混杂的响声，妨碍听觉。耳聋是听力不同程度减退或失听，合称为耳鸣耳聋。

### （二）病因病机

耳鸣、耳聋由于七情内伤、外感风热、过欲伤精等使风火循经上煽耳窍、或肾精不足，不能循经上荣于耳所致，病位在耳，与肾、肝胆等相关，既是脏腑病，也是经络病，经络与手足少阳、厥阴、太阳等经气痹阻，火气不降，上煽于耳，或足少阴经不能输精于耳，耳窍失养。可为单纯经脉病、或络脉病，可为经脉、络脉同时涉及。

### （三）诊断

1）病史：中、老年多发。

2）症状：突然起病，逐渐加重。可高可低，有蝉鸣、哨音、汽笛声、隆隆声、风声、拍击声等，听力下降，伴有眩晕、心烦、失眠、多梦、腰酸等。

3）耳部检查多无异常。

### （四）治疗

耳鸣、耳聋刺皮治疗多为功能性，单独刺皮疗法选择性运用即有较好疗效，可配合针刺经脉、络脉，器质性耳鸣、耳聋疗效不稳定。

#### （1）毛刺

1）部位：手足少阳经、足厥阴经、足少阴经等耳后下部、颈背部、上下肢皮肤。

2）刺法：①镵针毛刺：手足少阳经、足厥阴经、足少阴经等耳后下部、颈背部、上下肢皮肤镵针循经毛刺，每隔20～30mm选一针刺点，耳后下头部、颈背部要密集，以不出血为度，1日1次，7日1个疗程。②皮内针毛刺：耳后下头部、颈背部、上下肢等皮肤色泽改变处、压痛点皮内针毛刺，然后固定，每次5～7点，留针3～5日，下次另外选点，也可选已针刺部位。③梅花针毛刺：耳后下头部、颈背部、上下肢等压痛皮肤梅花针扣刺，以局部皮肤潮红为度，瘀血者也可微似出血，加拔火罐，1日1次。④毫针毛刺：也可辨证分经，随经选穴，毫针毛刺腧穴，1日1次。

**（2）半刺**

1）部位：颈背部。

2）刺法：久病者颈背部寻找反应点，褐色、红色等反应点镵针半刺，也可专用挑刺针挑刺，以挑断白色纤维状物为度，可有少量出血，辅料覆盖，每次3～5个点，7日1次。

**（3）络刺**

1）部位：手足少阳经、足厥阴经、足少阴经等上下肢血络。

2）刺法：上下肢血络锋针点刺，只刺血络外壁即可，多个血络，依次点刺，实证让其瘀血充分外流，也可加拔火罐8～10min，虚证少出血，或见血即止，3日1次，没有病理性血络即停刺。

**（4）赞刺**

1）部位：头颈部压痛点。

2）刺法：头颈部压痛点锋针浅表密集点刺放血，可加拔火罐，2～3日1次。

## 二、过敏性鼻炎

### （一）概述

过敏性鼻炎又称变应性鼻炎，是鼻腔黏膜的变应性疾病，出现打喷嚏、流清涕、鼻塞、鼻痒等的病证，近年由于大气污染加剧，使有些原本非过敏性体质的人也演变成过敏性体质，故过敏性鼻炎有增多的趋势。青少年多见，为鼻鼽范畴。

### （二）病因病机

过敏性鼻炎由于肺脾肾虚弱，卫阳不足，风寒侵袭，循经聚于鼻窍所致，病位在鼻，与肺、脾、肾等相关，既是脏腑病，也是经络病，经络与手足太阴经、足太阳经、足少阴经、督脉等经气痹阻，郁于鼻窍，或温运无力，鼻窍失养。可为经脉病，或络脉病，也可经脉、络脉同病、共病。

### （三）诊断

1）病史：可有变态反应家族史，幼儿、青少年多发。

2）症状：鼻痒和连续喷嚏：每天常有数次阵发性发作，随后鼻塞和流涕，尤以晨起和夜晚明显。鼻痒见于多数患者，有时鼻外、软腭、面部和外耳道等处发痒，季节性鼻炎眼痒较为明显。

大量清水样鼻涕：持续清水样鼻涕，但急性反应趋向减弱或消失时，可减少或变稠厚，若继发感染可变成黏脓样分泌物。

鼻塞：程度轻重不一，单侧或双侧，间歇性或持续性，亦可为交替性。

嗅觉障碍：黏膜水肿、鼻塞而引起者，多为暂时性，黏膜持久水肿导致嗅神经萎缩而引起者，多为持久性。

### （四）治疗

过敏性鼻炎刺皮疗法选择性运用能疏通肺气、鼻气，有较好疗效，可配合针刺经脉、经筋，多配合中药、锻炼，以增强抵抗力。

（1）毛刺

1）部位：手足太阴经、足太阳经、足少阴经、督脉等颈背部、上下肢皮肤。

2）刺法：①镵针毛刺：手足太阴经、足太阳经、足少阴经、督脉等头颈背部、上下肢皮肤镵针循经毛刺，每隔20～30mm选一针刺点，头颈背部要密集，以不出血为度，1日1次，7日1个疗程。②皮内针毛刺：头颈背部、颈前部、上下肢等皮肤色泽改变处、压痛点皮内针毛刺，然后固定，每次5～7点，留针3～5日，下次另外选点，也可选已针刺部位。③梅花针毛刺：头颈背部、鼻周、上下肢等梅花针扣刺，以局部皮肤潮红为度，1日1次。

**（2）半刺**

1）部位：颈背部。

2）刺法：久病者颈背部寻找反应点，褐色、红色等反应点镵针半刺，也可专用挑刺针挑刺，以挑断白色纤维状物为度，可有少量出血，辅料覆盖，每次3～5个点，7日1次。

**（3）络刺**

1）部位：手足太阴经、足太阳经、足少阴经等上下肢血络。

2）刺法：手足太阴经、足太阳经、足少阴经等上下肢血络锋针点刺，宜少出血，3～5日1次，没有病理性血络即停刺。

## 三、慢性鼻窦炎

### （一）概述

慢性鼻窦炎是以鼻流黄稠浊涕、前额及颌面部疼痛为主要表现的病证，由急性鼻窦炎失治、误治发展而来，为鼻渊、鼻漏等范畴，青少年多见。

### （二）病因病机

慢性鼻窦炎由于感受外邪、脾胃湿热、胆腑郁热等循经壅于鼻窍所致，《素问·气厥论篇第三十七》曰："胆移热于脑，则辛頞鼻渊，鼻渊者，浊涕下不止也，传为衄衊瞑目。"病位在鼻，与肺、脾、胆等相关，既是脏腑病，也是经络病，经络是手足阳明、太阴经、足少阳经等经气郁热，向上壅于鼻窍，或奇邪侵袭，左右上下流溢。肺虽然没有经脉循行于鼻，但肺主鼻，也与手太阴经有关，可为单纯经脉病，或络脉病，多为经脉、络脉同时涉及。

### （三）诊断

1）好发群体：所有人群均易发生，低龄、年老体弱者多见。

2）症状：①脓涕：鼻涕多为脓性或黏脓性，黄色或黄绿色，量多少不定。②鼻塞：轻重不等。③嗅觉障碍：出现不同程度的嗅觉障碍。④头痛：常表现为钝痛或头部沉重感，白天重，夜间轻。前组鼻窦炎多表现前额部和鼻根部胀痛或闷痛，后组鼻窦炎的头痛在头顶部、后枕部。⑤其他症状：可有头昏、易倦、精神抑郁、萎靡不振、纳差、失眠、记忆力减退、注意力不集中、工作效率降低等。眼部可有压迫感，亦可引起视力障碍，少见。

3）检查：①鼻腔检查：以鼻腔上部变化为主，可见中鼻甲水肿或肥大，甚至息肉样变。前组鼻窦炎可见中鼻道及下鼻甲表面有黏脓性分泌物附着，后组鼻窦炎可见嗅裂及中鼻道后部存有黏脓液，严重者鼻咽部可见脓性分泌物。②鼻内镜检查：可见水肿、脓涕或息肉。③X线鼻窦摄片：可协助诊断。

### （四）治疗

慢性鼻窦炎刺皮疗法选择性运用能疏散郁热，有较好疗效，可配合针刺经脉、络脉，要坚持针刺治疗，多配合中西医其他疗法。

#### （1）毛刺

1）部位：手足太阴经、阳明经、足太阳经、督脉等头颈背部、上下肢皮肤。

2）刺法：①镵针毛刺：手足太阴经、阳明经、足太阳经、足少阳经、督脉等头颈背部、上下肢皮肤镵针循经毛刺，每隔 20～30mm 选一针刺点，头颈背部要密集，以不出血为度，1 日 1 次，7 日 1 个疗程。②皮内针毛刺：头颈背部、颈前部、上下肢等皮肤色泽改变处、压痛点皮内针毛刺，然后固定，每次 5～7 点，留针 3～5 日，下次另外选点。③梅花针毛刺：

头颈背部、鼻周、上下肢等皮肤改变处梅花针扣刺，以局部皮肤潮红为度，病重者也可微似出血，加拔火罐，1日1次。④毫针毛刺：也可辨证分经，随经选取手足太阴、阳明经腧穴、背俞穴，毫针平刺，1日1次。

（2）半刺

1）部位：颈背部。

2）刺法：久病患者颈背部寻找反应点，褐色、红色等反应点镵针半刺，也可专用挑刺针挑刺，以挑断白色纤维状物为度，可有少量出血，辅料覆盖，每次3～5个点，7日1次。

（3）络刺

1）部位：手足太阴经、阳明经、足太阳经、足少阳经等上下肢血络。

2）刺法：上下肢血络锋针点刺，只刺血络外壁即可，多个血络，依次点刺，让其瘀血充分外流，也可加拔火罐8～10min，3日1次，没有病理性血络即停刺。

## 四、慢性咽炎

### （一）概述

慢性咽炎为咽黏膜、黏膜下及淋巴组织的慢性炎引起的咽部不适、异物感、疼痛等病证。咽炎分为慢性单纯性咽炎、慢性肥厚性咽炎、萎缩性及干燥性咽炎、慢性过敏性咽炎、慢性反流性咽炎等，本病为临床常见病，病程长，症状容易反复发作。属咽喉肿痛范畴。

### （二）病因病机

慢性咽炎由于外感风热，或七情内伤等使肺经郁热、肝郁气滞痰凝、虚火上蒸咽部所致，病位在咽，与肺、肾、肝等相关，既是脏腑病，也是经络病，经络与手太阴、足少阴、足厥阴、手足阳明等经有关，为咽部经络郁结化热，或经络虚弱，濡润不足，可为单纯经脉病，或络脉病，可为经脉、络脉同时涉及。

### （三）诊断

1）病史：有用嗓过度、气候突变、环境温度及湿度变化、情志刺激等病史。

2）症状：患者有连续咽部不适感 3 个月以上，可见咽部不适、异物感、痒感、灼热感、干燥感或刺激感、疼痛等，可伴有咳嗽、恶心、声音嘶哑等。

3）体征：咽部黏膜慢性充血，小血管曲张，呈暗红色，表面有少量黏稠分泌物或咽后壁多个颗粒状滤泡隆起，呈慢性充血状，咽侧索淋巴组织增厚呈条索状，或咽黏膜干燥、菲薄，覆盖脓性干痂，慢性单纯性咽炎咽黏膜慢性充血，小血管曲张，呈暗红色，表面有少量黏稠分泌物。慢性肥厚性咽炎咽后壁多个颗粒状滤泡隆起，呈慢性充血状，有时融合为一体，在淋巴颗粒隆起的顶部可形成囊状白点，破溃时可见黄白色渗出物，咽侧索淋巴组织可增厚呈条索状。慢性萎缩性咽炎或慢性干燥性咽炎咽部附有干痂，伴有口臭，见咽黏膜干燥、菲薄，重者呈鳞状、发亮，可覆盖脓性干痂。反流性咽喉炎查体同慢性单纯性及肥厚性咽炎，咽喉反流可伴有声带小结、声带息肉而出现声嘶。

### （四）治疗

慢性咽炎治疗单独刺皮疗法选择性运用能疏散郁热，即有效果，多配合针刺经脉、络脉等，忌辛辣刺激食物。

#### （1）毛刺

1）部位：手太阴经、足少阴经、足厥阴经、足太阳经、手足阳明经、任督脉等项背部、前颈部、上下肢皮肤。

2）刺法：①镵针毛刺：手太阴经、足少阴经、足厥阴经、足太阳经、手足阳明经、任督脉等项背部、前颈部、上下肢皮肤镵针循经毛刺，每隔 20～30mm 选一针刺点，颈背部要密集，以不出血为度，1 日 1 次，7 日 1 个疗程。②皮内针毛刺：项背部、前颈部、上下肢等皮肤色泽改变处、压痛点皮内针毛刺，然后固定，每次 5～7 点，留针 3～5 日，下次另外选点，也可选已针刺部位。③梅花针毛刺：颈背部、上下肢等压痛皮肤梅花针扣刺，以局部皮肤潮红为度，病重者也可微似出血，加拔火罐，1 日 1 次。④毫针毛刺：也可辨证分经，随经选取手太阴、足少阴、足厥阴、手足阳明经腧穴，毫针平刺，1 日 1 次。

（2）半刺

1）部位：颈背部。

2）刺法：久病患者颈背部寻找反应点，褐色、红色等反应点镵针半刺，也可专用挑刺针挑刺，以挑断白色纤维状物为度，可有少量出血，辅料覆盖，每次 3～5 个点，7 日 1 次。

（3）络刺

1）部位：手太阴经、足少阴经、足厥阴经、足太阳经、手足阳明经等上下肢血络。

2）刺法：上下肢血络锋针点刺，只刺血络外壁即可，多个血络，依次点刺，让其瘀血充分外流，也可加拔火罐 8～10min，3 日 1 次，消除病理性血络即停刺。

（4）赞刺

1）部位：颈背部压痛点。

2）刺法：颈背部压痛点锋针浅表密集点刺放血，可加拔火罐，2～3 日 1 次。

# 第六节　外皮科病证

## 一、痔疮

### （一）概述

痔疮是发生于肛门的直肠下黏膜下和肛管皮下静脉扩大曲张形成痔核的病证，任何年龄都可发病，但随着年龄增长，发病率逐渐增高。在我国痔是最常见的肛肠疾病，素有"十人九痔"的说法，痔按发生部位的不同分为内痔、外痔、混合痔等。

### （二）病因病机

痔疮由于肥甘辛辣厚味，久坐久立，便秘等使大肠经、督脉郁热、瘀滞于肛肠所致，病位在肛肠，经络与督脉、足太阳经手阳明经等有关，可为单纯经脉病，或络脉病，可为经脉、络脉同时涉及。

### （三）诊断

#### 1. 症状

便血，便血的性质可为无痛、间歇性、便后鲜血，便时滴血或手纸上带血，也可有疼痛，便秘、饮酒或进食刺激性食物后加重。

单纯性内痔无疼痛，仅坠胀感，可出血，发展至脱垂，合并血栓形成、嵌顿、感染时才出现疼痛。内痔分为 4 度：①Ⅰ度：排便时出血，便后出血可自行停止，痔不脱出肛门；②Ⅱ度：常有便血，排便时脱出肛门，排便后自动还纳；③Ⅲ度：痔脱出后需手辅助还纳；④Ⅳ度：痔长期在肛门外，不能还纳；其中，Ⅱ度以上的内痔多形成混合痔，表现为内痔和外痔的症状同时存在，可出现疼痛不适、瘙痒，其中瘙痒常由于痔脱出时有黏性分泌物流出，后三度多成混合痔。

外痔平时无特殊症状，发生血栓及炎症时可有肿胀、疼痛。

**2. 检查**

1）肛门视诊：除Ⅰ度内痔外均可见，蹲位可观察脱出程度。

2）直肠指诊：内痔意义不大，但可了解直肠有无其他病变。

3）肛门镜：可直视下了解直肠、肛管内情况。

### （四）治疗

痔疮刺皮疗法选择性运用有较好疗效，镵针毛刺、梅花针毛刺、刺络、赞刺用于发作期，皮内针毛刺、镵针半刺用于疗效的巩固，也可配合针刺经脉等，要忌辛辣刺激食物。

**（1）毛刺**

1）部位：足太阳经、督脉、手足太阴经、阳明经等腰骶部、四肢皮肤。

2）刺法：①镵针毛刺：足太阳经、督脉、手足太阴经、阳明经等腰骶部、四肢皮肤镵针循经毛刺，每隔 20～30mm 选一针刺点，腰骶部要密集，以不出血为度，1 日 1 次，7 日 1 个疗程。②皮内针毛刺：腰骶部、下肢等皮肤色泽改变处、压痛点皮内针毛刺，然后固定，每次 5～7 点，留针 3～5 日，下次另外选点，也可选已针刺部位。③梅花针毛刺：腰骶部、下肢等压痛皮肤梅花针扣刺，以局部皮肤潮红为度，病重者也可微似出血，加拔火罐，1 日 1 次。

**（2）半刺**

1）部位：后背腰骶部。

2）刺法：后背腰骶部寻找反应点，褐色、红色等反应点镵针半刺，也可专用挑刺针挑刺，以挑断白色纤维状物为度，可有少量出血，辅料覆盖，每次 3～5 个点，将阳性反应点挑刺完，7 日 1 次。

**（3）络刺**

1）部位：足太阳经、手足太阴经、阳明经等上下肢血络。

2）刺法：上下肢血络锋针点刺，只刺血络外壁即可，多个血络，依次点刺，让其瘀血充分外流，也可加拔火罐 8～10min，3 日 1 次，消除病理性血络即停刺。

（4）赞刺

1）部位：后背腰骶部压痛点。

2）刺法：后背腰骶部压痛点锋针浅表密集点刺放血，可加拔火罐，2～3 日 1 次。

## 二、带状疱疹后遗神经痛

### （一）概述

带状疱疹后遗神经痛是带状疱疹的皮疹消退以后，遗留下来的疼痛，且持续 1 个月以上者，表现为局部阵发性或持续性的灼痛、刺痛、跳痛、刀割痛，严重者影响了睡眠、饮食、精神状态等，可能持续数月甚至数年。

### （二）病因病机

带状疱疹后遗神经痛由于疱疹已退，遗留邪毒等使胁腹部等体侧经络火毒蕴结、运行不通，长久不愈，病位在胁肋等体侧，脏腑与肝、胆、脾关系密切，经络是足少阳经、足厥阴经、足太阴经等，可为单纯经脉病、或络脉病，可为经脉、络脉同时涉及。

### （三）诊断

1）病史：有带状疱疹病史。

2）症状：剧烈顽固性的疼痛，带状疱疹皮损消除后疼痛仍持续，轻微的刺激即引起疼痛发作，不刺激也会突然发作，呈火烧样痛，撕裂样痛，针刺样痛，刀割样痛，闪电样痛，绳索捆绑样绷紧痛等，为减轻衣服对身体的刺激，有人不敢穿衣，或把衣服撑起来，夜晚睡不好觉。对痛觉超敏感，轻轻地触摸即可产生剧烈的难以忍受的疼痛，称为激惹触痛。疼痛特点：①疼痛在身体的一侧；②疼痛呈跳动性刺痛；③疼痛部位固定；④疼痛部位有发热感；⑤疼痛在夜间 12 点至凌晨 3 点加剧者。

如有病毒侵犯到相应脑神经会影响视力，引起面瘫和听觉障碍等。除疼痛外，还会诱发心脏病、脑出血、甚至导致死亡。

3）体征：局部皮肤晦暗，浅感觉减退和痛觉敏感，触痛明显。

### （四）治疗

带状疱疹后遗神经痛为疑难病症，刺皮疗法选择性运用有较好疗效，要坚持针刺治疗，也可配合针刺经脉、络脉等，忌辛辣食物。

**（1）毛刺**

1）部位：足少阳经、足厥阴经、足太阴经、足太阳经、督脉胸背部、胁腹部、下肢皮肤，头面、四肢发病者配合相应经脉。

2）刺法：①镵针毛刺：足少阳经、足厥阴经、足太阴经、足太阳经、督脉胸背部、胁腹部、下肢皮肤镵针循经毛刺，每隔20～30mm选一针刺点，疱疹发病部位要密集，以不出血为度，1日1次，7日1个疗程。②皮内针毛刺：胸背部、胁腹部等皮损部位、下肢等皮肤色泽改变处、压痛点皮内针毛刺，然后固定，每次5～7点，留针3～5日，下次另外选点，也可选已针刺部位。③梅花针毛刺：胸背部、胁腹部等皮损部位、下肢等皮肤梅花针扣刺，以局部皮肤潮红为度，也可微似出血，加拔火罐，使热毒排出，1日1次。④毫针毛刺：顺神经痛肋间毫针毛刺，也可辨证分经，随经选穴，毫针毛刺腧穴，1日1次。

**（2）半刺**

1）部位：相应背俞穴等。

2）刺法：相应背俞穴等寻找反应点，褐色、红色等反应点镵针半刺，也可专用挑刺针挑刺，以挑断白色纤维状物为度，可有少量出血，辅料覆盖，每次3～5个点，要坚持针刺治疗，7日1次。

**（3）络刺**

1）部位：足少阳经、足厥阴经、足太阴经、足太阳经下肢等血络。

2）刺法：足少阳经、足厥阴经、足太阴经、足太阳经下肢等血络血络锋针点刺，只刺血络外壁即可，多个血络，依次点刺，让其瘀血充分外流，也可加拔火罐 8～10min，3 日 1 次。

（4）赞刺

1）部位：后背部、胁肋部等疼痛、压痛点。

2）刺法：后背部、胁肋部等疼痛、压痛点锋针浅表密集点刺放血，加拔火罐，多出血，2～3 日 1 次。

## 三、银屑病

### （一）概述

银屑病俗称牛皮癣，是一种常见的具有特征性皮损的慢性易于复发的炎症性皮肤病。初起为炎性红色丘疹，约粟粒至绿豆大小，以后逐渐扩大或融合成为棕红色斑块，边界清楚，周围有炎性红晕，基底浸润明显，表面覆盖多层干燥的灰白色或银白色鳞屑。轻轻刮除表面鳞屑，逐渐露出一层淡红色发亮的半透明薄膜，称薄膜现象。再刮除薄膜，则出现小出血点，称点状出血现象。白色鳞屑、发亮薄膜和点状出血是诊断银屑病的重要特征，称为三联征。寻常型银屑病皮损从发生到最后消退大致可分为三个时期：进行期、静止期、退行期。属癣的范围。

### （二）病因病机

银屑病由于外感风热，过食辛辣，七情内伤等使血热毒盛，外发肌肤，或气血不足、肝肾亏虚，肌肤失养，或瘀血内阻，皮肤失养所致。经脉与手阳明经、手太阴经、足太阴经、足太阳经等相关，多为经脉郁热、郁滞为病。可为经脉病或络脉病。

### （三）诊断

1）病史：大部分患者冬重夏轻，辛辣、饮酒等刺激食物加重。

2）症状：①初起为炎性红色丘疹，约粟粒至绿豆大小，以后逐渐扩大或融合成为棕红色斑块，边界清楚，周围有炎性红晕，基底浸润明显，表面覆盖多层干燥的灰白色或银白色鳞屑。轻轻刮除表面鳞屑，逐渐露出一层淡红色发亮的半透明薄膜，称薄膜现象。再刮除薄膜，则出现小出血点，称点状出血现象。白色鳞屑、发亮薄膜和点状出血是诊断银屑病的重要特征，称为三联征。②皮损形态：点滴状、钱币状、地图状、环状、带状、泛发性、脂溢性皮炎样、湿疹样、蛎壳状、扁平苔藓样、慢性肥厚性、疣状等。③好发部位：头皮、四肢伸侧多见，对称分布；指（趾）甲和黏膜亦可被侵，少数可见于腋窝及腹股沟等皱襞部，掌跖很少发生。

3）病程：①进行期：新皮疹不断出现，旧皮疹不断扩大，鳞屑厚，炎症明显，痒感显著，皮肤敏感性增高，可出现同形反应。②静止期：无新疹，旧疹不退。③退行期：炎症消退，鳞屑减少，皮疹缩小变平，周围出现浅色晕，最后遗留暂时性色素减退或沉着。

## （四）治疗

银屑病为顽固性皮肤病，刺皮疗法有效，镵针毛刺、梅花针毛刺、刺络、赞刺用于发作期，皮内针毛刺、镵针半刺用于缓解期，病程较长，要坚持针刺，也可针刺经脉等。

### （1）毛刺

1）部位：皮损部位、涉及经脉，以手阳明经、手太阴经、足太阴经、足太阳经、督脉皮肤为主。

2）刺法：①镵针毛刺：皮损部位、涉及经脉等皮肤镵针循经毛刺，每隔20～30mm选一针刺点，皮损发病部位要密集，以不出血为度，1日1次，7日1个疗程。②皮内针毛刺：皮损部位、辨证所取腧穴皮肤色泽改变处、压痛点皮内针毛刺，然后固定，每次5～7点，留针3～5日，下次另外选点，也可选已针刺部位。③梅花针毛刺：皮损部位、辨证所取腧穴皮肤梅花针扣刺，以局部皮肤潮红为度，病重者也可微似出血，加拔火罐，1日1次。

### （2）半刺

1）部位：背俞穴。

2）刺法：背俞穴寻找反应点，褐色、红色等反应点镵针半刺，也可专用挑刺针挑刺，以挑断白色纤维状物为度，可有少量出血，辅料覆盖，每次 3～5 个点，7 日 1 次。

（3）络刺

1）部位：有关经脉上下肢等血络。

2）刺法：有关经脉上下肢血络锋针点刺，只刺血络外壁即可，多个血络，依次点刺，让其瘀血充分外流，也可加拔火罐 8～10min，3 日 1 次。

（4）赞刺

1）部位：皮损局部、血海、曲池、膈俞、委中等。

2）刺法：皮损局部、血海、曲池、膈俞、委中等锋针浅表密集点刺放血，可加拔火罐，2～3 日 1 次。

## 四、荨麻疹

### （一）概述

荨麻疹是由各种因素所致皮肤黏膜血管发生暂时性炎性充血与大量液体渗出，造成局部水肿性的损害，迅速发生与消退、有剧痒，可有发烧、腹痛、腹泻或其他全身症状的病证。俗称风团、风疹团、风疙瘩等，是一种常见的皮肤病，分为急性、慢性荨麻疹等。

### （二）病因病机

荨麻疹由于外邪侵袭，风邪为首，脏腑不调，七情内伤，禀赋异常，内外合邪，侵犯皮肤腠理，郁滞肌肤，或虚风内动所致，某些药物、饮食则是发病诱因。经脉为手足阳明、太阴病，可为经脉病或络脉病。

### （三）诊断

1）病史：多有过敏、感染、冷热、日光等刺激病史。

2）症状：皮疹为风团、潮红斑，大小不等，形状各异，自觉瘙痒，常突然发生，成批出现，数小时后又迅速消退，消退后不留痕迹，但可反复发作。病程长短不一，急性荨麻疹病程在 1 个月以内，超过 1 个月为慢性。伴有腹痛、恶心、呕吐、胸闷、心悸、呼吸困难等，少数有发热、关节肿胀、低血压、休克、喉头水肿窒息等。

3）体征：皮肤划痕试验部分病例呈阳性反应。

## （四）治疗

荨麻疹刺皮疗法有较好疗效，镵针毛刺、梅花针毛刺、刺络、赞刺用于发作期，皮内针毛刺、镵针半刺用于反复发作者疗效的巩固，也可配合针刺经脉等。

**（1）毛刺**

1）部位：皮损部位、涉及经脉皮肤，以手阳明经、足太阴经、足太阳经、督脉为主。

2）刺法：①镵针毛刺：皮损部位、涉及经脉皮肤等镵针循经毛刺，每隔 20～30mm 选一针刺点，皮疹发病部位要密集，以不出血为度，1 日 1 次，7 日 1 个疗程。②皮内针毛刺：皮损部位、辨证所取腧穴皮肤色泽改变处皮内针毛刺，然后固定，每次 5～7 点，留针 3～5 日，下次另外选点，也可选已针刺部位。③梅花针毛刺：皮损部位、辨证所取腧穴皮肤梅花针扣刺，以局部皮肤潮红为度，瘀血者也可微似出血，加拔火罐，1 日 1 次。④毫针毛刺：也可辨证分经，随经选穴，毫针毛刺腧穴，1 日 1 次。

**（2）半刺**

1）部位：背俞穴等。

2）刺法：背俞穴等寻找反应点，褐色、红色等反应点镵针半刺，也可专用挑刺针挑刺，以挑断白色纤维状物为度，可有少量出血，辅料覆盖，每次 3～5 个点，7 日 1 次。

**（3）络刺**

1）部位：手阳明经、足太阴经、足太阳经等上下肢相关经脉血络。

2）刺法：上下肢相关经脉血络锋针点刺，只刺血络外壁即可，多个血络，依次点刺，让其瘀血充分外流，3 日 1 次，消除病理性血络即停刺。

（4）赞刺

1）部位：皮损局部、血海、曲池、膈俞、委中等。

2）刺法：皮损局部、血海、曲池、膈俞、委中等锋针浅表点刺放血，热毒、瘀血型加拔火罐，2～3 日 1 次。

## 五、神经性皮炎

### （一）概述

神经性皮炎又称慢性单纯性苔藓，是好发于颈部、四肢、腰骶等部位，以阵发性皮肤瘙痒和皮肤苔藓化为特征的慢性皮肤病，为常见病，多见于成年人。

### （二）病因病机

神经性皮炎为风湿热之邪阻滞肌肤或硬领等外来机械刺激所引起，情志内伤、风邪侵扰是发病的诱发因素，营血失和、气血凝滞则为其病机，可为经脉病、或络脉病，

### （三）诊断

1）发病年龄：中青年多见。

2）症状：初发时仅有瘙痒感，而无原发皮损，由于搔抓及摩擦，皮肤逐渐出现粟粒至绿豆大小的扁平丘疹，圆形或多角形，坚硬而有光泽，呈淡红色或正常皮色，散在分布。因阵发性剧痒，患者经常搔抓，丘疹逐渐增多，日久则融合成片，肥厚、苔藓样变，表现为皮纹加深、皮嵴隆起，皮损变为暗褐色，干燥，有细碎脱屑，斑片样皮损边界清楚，边缘可有小的扁平丘疹，散在而孤立，皮损斑片的数目不定，可单发或泛发周身，大小不等，形状不一。病程较长，常反复发作。

3）好发部位：颈部两侧、项部、肘窝、腘窝、骶尾部、腕部、踝部，亦见于腰背部、眼睑、四肢及外阴等部位。

## （四）治疗

神经性皮炎为顽固性皮肤病，刺皮疗法选择性运用有较好疗效，镵针毛刺、梅花针毛刺用于发病部位，皮内针毛刺、镵针半刺用于辨证所取腧穴、反应点，刺络、赞刺用于泻热息风，也可配合针刺经脉等。

**（1）毛刺**

1）部位：皮损部位、涉及经脉皮肤。

2）刺法：①镵针毛刺：皮损部位、涉及经脉等皮肤镵针循经毛刺，每隔20～30mm选一针刺点，皮损发病部位要密集，以不出血为度，1日1次，7日1个疗程。②皮内针毛刺：皮损部位、辨证所取腧穴皮肤色泽改变处皮内针毛刺，然后固定，每次5～7点，留针3～5日，下次另外选点。③梅花针毛刺：皮损部位、辨证所取腧穴皮肤梅花针扣刺，以局部皮肤潮红为度，瘀血者也可微似出血，加拔火罐，1日1次。

**（2）半刺**

1）部位：背俞穴等。

2）刺法：背俞穴等寻找反应点，褐色、红色等反应点镵针半刺，也可专用挑刺针挑刺，以挑断白色纤维状物为度，可有少量出血，辅料覆盖，每次3～5个点，7日1次。

**（3）络刺**

1）部位：相关经脉血络。

2）刺法：相关经脉血络锋针点刺，只刺血络外壁即可，多个血络，依次点刺，让其瘀血充分外流，也可加拔火罐8～10min，3日1次，消除病理性血络即停刺。

**（4）赞刺**

1）部位：皮损局部、血海、曲池、膈俞、委中等。

2）刺法：皮损局部、血海、曲池、膈俞、委中等锋针浅表点刺放血，热毒、瘀血型加拔火罐，2～3日1次。

## 六、老年皮肤瘙痒症

### （一）概述

老年皮肤瘙痒症又称风瘙痒，将只有皮肤瘙痒而无原发性皮肤损害者称之为瘙痒症，属痒风的范畴。分全身性和局限性两种，局限性皮肤瘙痒症发生于身体的某一部位，常见的有肛门瘙痒、阴囊瘙痒、女阴瘙痒、头部瘙痒等。全身性皮肤瘙痒症则广泛的发生于身体各个部位，是与季节、天气、冷热变化和机体代谢的变化有密切关系的皮肤病。

### （二）病因病机

老年皮肤瘙痒症为外邪侵袭，邪郁肌表，或肝肾不足，气血亏虚，肌肤失养所致，病位在皮肤，脏腑与肺、肝、肾、脾有关，经络与督脉、足三阴经、手太阴经等有关，可为单纯经脉病或络脉病，可为经脉、络脉同时涉及。

### （三）诊断

1）病史：见于60岁以上的老年人。冬季多发。

2）症状：躯干最痒，常在脱衣睡觉时开始感觉股前侧、内侧、小腿等部位剧烈瘙痒，越抓越痒，直至局部出血为止。全身各处皆有瘙痒的感觉，因发痒而失眠或不能安眠，有时有湿疹样改变，苔藓样变或色素沉着，抓伤的皮肤也容易感染而发生疖肿或毛囊炎。

3）分类：皮肤瘙痒症有泛发性和局限性之分，泛发性皮肤瘙痒症最初皮肤瘙痒仅局限于一处，进而逐渐扩展至身体大部或全身，以夜间为重，由于不断搔抓，出现抓痕、血痂、色素沉着及苔藓样变化等继发损害，局限性皮肤瘙痒症发生于身体的某一部位，常见的有肛门瘙痒症、阴囊瘙痒症、女阴瘙痒症、头部瘙痒症等。

### （四）治疗

老年皮肤瘙痒症是顽固性皮肤病，刺皮疗法选择性运用有较好疗效，镵针毛刺、梅花针毛刺、刺络、赞刺用于瘙痒较重者，皮内针毛刺、镵针半刺用于瘙痒较轻者，也可配合针刺经脉等。

（1）毛刺

1）部位：瘙痒部位、涉及经脉皮肤，以足三阴经、手太阴经、足太阳经、督脉为主。

2）刺法：①镵针毛刺：瘙痒部位、涉及经脉皮肤等镵针循经毛刺，每隔20～30mm选一针刺点，瘙痒部位要密集，以不出血为度，1日1次，7日1个疗程。②皮内针毛刺：瘙痒部位、辨证所取腧穴皮肤色泽改变处皮内针毛刺，然后固定，每次5～7点，留针3～5日，下次另外选点，也可选已针刺部位。③梅花针毛刺：瘙痒部位、辨证所取腧穴皮肤梅花针扣刺，以局部皮肤潮红为度，瘀血型也可微似出血，加拔火罐，1日1次。④毫针毛刺：也可辨证分经，随经选穴，毫针毛刺腧穴，1日1次。

（2）半刺

1）部位：背俞穴等。

2）刺法：背俞穴寻找反应点，褐色、红色等反应点镵针半刺，也可专用挑刺针挑刺，以挑断白色纤维状物为度，可有少量出血，辅料覆盖，每次3～5个点，7日1次，消除病理性血络即停刺。

（3）络刺

1）部位：足三阴经、手太阴经、足太阳经等上、下肢血络。

2）刺法：足三阴经、手太阴经、足太阳经等上、下肢血络锋针点刺，只刺血络外壁即可，多个血络，依次点刺，让其瘀血充分外流，3日1次。

（4）赞刺

1）部位：肾俞、血海、曲池、膈俞、委中等。

2）刺法：肾俞、血海、曲池、膈俞、委中等锋针浅表点刺放血，宜少出血，2～3日1次。

# 参考文献

［1］周凤梧，张灿玾. 黄帝内经素问语释. 济南：山东科学技术出版社，1985.

［2］王洪图，贺娟. 黄帝内经灵枢白话解. 北京：人民卫生出版社，2004.

［3］田代华，刘更生. 灵枢经. 北京：人民卫生出版社，2005.

［4］田代华. 黄帝内经素问. 北京：人民卫生出版社，2005.

［5］王玉兴. 黄帝内经灵枢三家注. 北京：中国中医药出版社，2013.

［6］李平华，孟祥俊. 黄帝内经九针疗法. 北京：中国中医药出版社，2018.

［7］李平华，孟祥俊，内经针法—五体针刺疗法. 北京：人民卫生出版社，2020.